未来的处方

高效医疗组织的12项转型实践

（Ezekiel J. Emanuel）
［美］伊齐基尔·伊曼纽尔 ◎ 著

朱恒鹏 许永国 康蕊 ◎ 译

PRESCRIPTION FOR
THE FUTURE

The Twelve Transformational Practices of Highly Effective
Medical Organizations

中信出版集团 | 北京

图书在版编目（CIP）数据

未来的处方：高效医疗组织的12项转型实践 /（美）伊齐基尔·伊曼纽尔著；朱恒鹏，许永国，康蕊译.--北京：中信出版社，2019.2

书名原文：Prescription for the Future: The Twelve Transformational Practices of Highly Effective Medical Organizations

ISBN 978-7-5086-9910-3

Ⅰ.①未… Ⅱ.①伊…②朱…③许…④康… Ⅲ.①医院－成本管理－研究 Ⅳ.①R197.322

中国版本图书馆CIP数据核字（2019）第006069号

Prescription for the Future : The Twelve Transformational Practices of Highly Effective Medical Organizations by Ezekiel J.Emanuel
Copyright © 2017 by Ezekiel J.Emanuel
Simplified Chinese translation copyright © 2019 by CITIC Press Corporation
ALL RIGHTS RESERVED

本书仅限中国大陆地区发行销售

未来的处方——高效医疗组织的12项转型实践

著　　者：[美]伊齐基尔·伊曼纽尔
译　　者：朱恒鹏　许永国　康蕊
出版发行：中信出版集团股份有限公司
　　　　　（北京市朝阳区惠新东街甲4号富盛大厦2座　邮编　100029）
承　印　者：三河市西华印务有限公司

开　　本：787mm×1092mm　1/16　　印　张：17.25　　字　数：200千字
版　　次：2019年2月第1版　　　　　印　次：2019年2月第1次印刷
京权图字：01-2018-8778　　　　　　　广告经营许可证：京朝工商广字第8087号
书　　号：ISBN 978-7-5086-9910-3
定　　价：58.00元

版权所有·侵权必究
如有印刷、装订问题，本公司负责调换。
服务热线：400-600-8099
投稿邮箱：author@citicpub.com

谨以此书献给
总是睿智地为我指路的朋友们

Gregory C. Keating

Corby Kummer

Andrew T. Oram

Henry S. Richardson

Donald Rosenstein

鸣　谢

　　特别鸣谢中国社会科学院朱恒鹏教授和他的同事，以及 EN-HANCE International 公司的 Sam H. Radwan 先生和他的团队，是他们促成了这本书的出版，并帮助我接触到了中国医疗改革面临的挑战。

目　录

总　序 ·· V

免责声明 ··· IX

引　言 ·· 001

第一章　我们愧对哈里斯女士 ···················· 007

第二章　变革的动因 ································ 021
　《奥巴马医改法案》为转型赋能 ················ 024
　打包付费助力专科医疗服务转型 ················ 032
　MACRA 将医疗服务模式转型制度化 ············ 037
　语言与心态的改变是什么意思？ ················ 039

第三章　转型的 6 个基本要素 ···················· 043
　一次催化性危机 ·································· 045
　领导力 ··· 052

I

文化、治理与医生参与 ··· 058
　　数　据 ·· 061
　　医生与管理层同心协力 ··· 063
　　经济激励 ··· 065

第四章　12项转型实践之医生诊室基础设施转型 ············· 071
　　实践1　患者预约 ·· 075
　　实践2　患者登记和安排医生检查诊断 ································ 083
　　实践3　度量医生绩效 ··· 094
　　实践4　患者医疗流程标准化 ··· 106
　　实践5　慢病协同管理 ··· 113

第五章　12项转型实践之转型医疗保健组织之间的互动 ····· 132
　　实践6　共享决策 ·· 132
　　实践7　服务点——转诊与卓越中心 ···································· 140
　　实践8　医疗服务去机构化 ··· 150

第六章　12项转型实践之拓展医疗的范围 ························· 159
　　实践9　行为健康干预 ··· 160
　　实践10　家与姑息治疗 ··· 171
　　实践11　社区介入 ·· 178
　　实践12　生活方式干预 ··· 187

第七章　虚拟医疗是障眼法？ ·· 196
　　虚拟医疗的承诺 ·· 196
　　虚拟医疗真正微小的影响 ·· 199
　　虚拟医疗和患者的便利 ··· 203

为什么虚拟医疗不是变革的根本？ …… 205
转型实践中科技的角色 …… 208

第八章　医疗转型可以复制吗？ …… 213
所有的医疗保健都是本地的吗？ …… 213
转型实践中可移植的案例 …… 218
一个分层的转型过程 …… 222
转型的时机 …… 228

第九章　如何挑选医生 …… 232
要向未来医生询问的问题 …… 233
我该配个礼宾医生吗？ …… 238

致　谢 …… 243

鸣　谢 …… 246

延伸阅读 …… 249

总　序

作为CIDEG文库的主编，我们首先要说明编纂这套丛书的来龙去脉。CIDEG是清华大学产业发展与环境治理研究中心（Center for Industrial Development and Environmental Governance）的英文简称，成立于2005年9月的CIDEG，得到了日本丰田汽车公司提供的资金支持。

在清华大学公共管理学院发起设立这样一个公共政策研究中心，是基于一种思考：由于全球化和技术进步，世界变得越来越复杂，很多问题，比如能源、环境、公共卫生等，不光局限在科学领域，还需要其他学科的研究者参与进来，比如经济学、政治学、法学以及工程研究等，进行跨学科的研究。我们需要不同学科学者相互对话的论坛。而且，参加者不应仅仅来自学术圈和学校，也应有政府和企业家。我们希望把CIDEG办成类似斯坦福大学非常著名的公共经济政策研究中心（Stanford Institute of Economic Policy Research，SIEPR）那样，对能源、环境问题进行经济和政策上的分析。我们认为，大学应该关注基础研究，大学的使命是创造知识，在深层知识的产生上发挥作用。而产业部门的任务是把技术成果商业化，大学和产业之间的连接非常重要。但与此同时，我们不应忘记政府的角色，特别是对于一个发展中的转轨国家，政府职能的定位和边界至关重要。CIDEG的目标是致力于"制度变革与协调发展"、"资源与能源约束下的可持续发展"和"产业组织、监管及政策"为重点的研究活动，为的是提高中国公共政策与治理研究及教育水平，促进学术界、产业界、非政府组织及政府部门之间的沟通、学习和协调。

2005年9月28日CIDEG召开了"中国的可持续发展：产业与环境"的首届国际学术研讨会，会议的主题正是中国当今的产业和环境状况。

中国的改革开放已经有几十年历程，它所取得的成就令世人瞩目，它为全世界的经济增长贡献了力量，特别是当其他一些欠发达国家经济发展停滞不前的时候。不过，中国今后是否可持续增长，却是世界上许多人所关注的问题，因为在中国取得巨大成绩的同时，还面临着诸多挑战：资源约束和环境制约，腐败对经济发展造成的危害，糟糕的金融服务体系，远远不足的自主创新能力，以及为构建一个和谐社会所必须面对的来自教育、环境、社会保障和医疗卫生等方面的冲突。这些挑战和冲突正是CIDEG将开展的重点研究课题。

中国发布的"经济和社会发展'十一五'规划纲要"提出了对发展模式的调整，号召用科学发展观统领全局，坚持以人为本转变发展观念、创新增长模式、提高增长质量，把经济社会发展切实转入全面协调可持续发展的轨道。这也为CIDEG的研究工作的开展提供了一个更有利的前景。

而中国对环境治理方面的研究显然刚刚开始,中国近年能源消耗的速度远高于实际经济增长速度,这种增长是不可能长时间持续的。最近《京都议定书》开始生效,哪些公共政策措施可以控制二氧化碳和其他污染气体的排放?建立一个排放权的市场是否对控制尾气排放有效?如何资助新环境技术的进步?这些问题不仅需要技术知识,也需要经济学素养。而建立一个环境监管体系,就不仅涉及法律问题和技术问题,更需要对广泛社会问题的考量。环境污染背后的实质是社会成本和价值的重新分配问题,因而要从社会系统的角度考虑环境监管。并且从发展的角度来看,中国环境污染的源头在发生改变,监管体系也就应该随之改变。

还有公共卫生问题,比如 SARS、疟疾、艾滋病等,这是全球化的另一面。人口流动性的增加加快了疾病传播,如何控制这些病的流行,不仅需要医生的合作,而且涉及许多移民的工作、生活和环境等问题。我们会面对许多类似的公共政策问题,解决方法要看历史因素和经济发展水平,因此,就要进行国际比较研究。

中国是独特的。但是,由于中国也曾经是一个中央计划经济国家,有些研究需要与过去同是计划经济的中欧和独联体国家相比较。与此同时,日本、韩国、中国和中国台湾有一些共同的特征,在开始阶段农村人口都占很大比重,传统社会规则是农业社群中的人际关系生发出来的。这些社会关系不可能一夜之间改变,这种发展形式和西方经济的发展很不一样,也与俄罗斯等国不太一样。所以,在面对这些既有共同点又有独特性的问题时,比较研究会很有意思。虽然受制于不同的制度框架,但问题是共同的,比如社会保障、养老金问题、环境问题等。关于社会保障制度的设计，我们可以从新加坡、瑞典和其他国家学到许多经验。在经济高速增长带来的与环境的社会冲突方面，我们可以从日本20世纪60年代后期的环境立法、产业发展协调中学到许多教训和经验。所以，对产业发展和环境治理的研究应该是全球化的。

比较经济制度分析是一种概念工具，有助于理解不同经济制度如何演化。不同制度可能会融合，可能会继续保持差异。产业发展和环境治理政策不一定是普遍适用的，在某些国家可能容易实施，其他国家也许不行，但不同国家之间的交流非常重要。充分利用国际上已有的研究成果，收集和整理这些成果以做进一步的交流，是十分可取的途径。

正是在这一意义上，比较、借鉴和学习也成为CIDEG学术活动中的一项重要内容。根据CIDEG理事长陈清泰的倡议，我们决定翻译并出版这套"CIDEG文库"，介绍不同国家是怎样从农业国家发展为现代国家的；在经济高速发展阶段，是如何处理与环境的矛盾的。这套丛书的内容选择非常宽泛，从学术的到非学术的都在其内，目的就是给中国的读者——学生、学者、官员和企业家以及所有对此有兴趣的人提供更多的信息与知识。CIDEG理事和学术委员为文库提供了第一批书目，并成立了编委会，今后我们还会陆续选择适当的图书编入文库。为此，我们感谢提供出版书目的CIDEG理事和学术委员，以及入选书籍的作者、译者和编辑们。

青木昌彦

吴敬琏

2006年4月10日

免责声明

（美国）医疗服务体系充满变数。其中的部分原因是，政府正在换届选举，新政府扬言要废除《奥巴马医改法案》（ACA，又译《患者保护与平价医疗法案》）并取而代之，却未透露太多具体细节，故此美国政府最终将出台什么政策尚不确定。还有部分原因是整个医疗服务体系目前正处在不断的变革之中。然而，我们已经达到并越过医疗服务模式转型的引爆点。变革的方向现在是清晰的，但它将会在不同地方以何种速度发生——以及在前进的道路上是否会遇到某些暂时的挫折——还不明朗。因此，眼下我们可以确定的最新信息，是2017年春季本书截稿之前的。

书中讲述了许多故事。为保护当事人的隐私，所有患者姓名以及大量医生（包括本人的家庭医生）的姓名都做了处理。作为研究与案例开发的一部分，本人拜访的众多诊所、跨专科团体以及医疗保健组织的医生领袖与高管人员的姓名，则是真实的。

最后，我还要披露一些潜在的利益冲突关系。我任教于宾夕法尼亚大学，在那里讲过书中的一些创新实践。过去几年，我做过多次收费演讲，其中包括书中提到的一些组织：Kaiser Permanente、Anthem（CareMore 的所有者）以及 Advocate Health Care。更重要的是，我提到了很多私人、营利性公司创新和转型医疗体系的举措。我效力于一家名为 Oak HC/FT 的风险投资公司，该公司投资了书中提到的三家公司 Aspire、Quartet 和 VillageMD。我还担任了 VillageMD 的董事。无论 Oak HC/FT 还是本人，与书中提到的其他公司和医疗组织——包括 Aledade、Certify、ChenMed、Dean Clinic、Iora Health、WESTMED、Main Line Oncology 以及 Hoag Orthopedic Institute——都没有财务关系，我也未曾从它们那里领取过演讲费或其他薪酬。

引　言
医疗服务体系转型问题还值得探究吗？

唐纳德·特朗普总统的胜选引出了一个合情合理的问题，我们这本书是否还有必要写？当前发生的一切难道不是已经推翻了一本主张改革和转型美国医疗服务体系的书吗？

对此的简短回答是不会。实际情况是，构成本书核心的那些想法——旨在阐明我们可以如何为美国开发出一套创新的、价值驱动的医疗服务体系——很可能比从前更重要了。

这个回答似乎有点反直觉。如果说医疗改革的热情曾经引爆了2008年的总统选举，那2016年的总统选举结果则是对《奥巴马医改法案》及其激发的医疗体系变革的强烈抵制。事实上，共和党人在2016年竞选中打出的最响亮、最重要的战斗口号就是"废除并替换"《奥巴马医改法案》。从某种程度上讲，他们的胜选离不开他们当初要取消奥巴马医改的誓言。很多人也许会据此合乎逻辑地推断，现在再谈推动美国医疗服务模式转型，肯定是受人误导、头脑发昏了。

其实不然！美国医疗服务体系的改革绝不只是围绕《奥巴马医改法案》或任何特定医疗监管展开的最新战斗。两个根本问题困扰着美国医疗服务体系：其一，它在几乎所有可以想象到的指标上都表现不佳；其二，公众、小企业、大公司和政府都负担不起它。改善美国医疗服务体系，是每个小企业主、每个公司高管、每个医生、每个护士和其他执业者、每个政客与政策制定者都应该关注的问题。美国医疗服务体系亟待维修。

本书就是一本指导更新医疗保健组织内核的转型手册：无论人们患病还是健康，都能得到照看。它将帮助那些想要转型自己的医疗服务模式但在实施步骤与顺序上需要指导的医疗组织。

无论你如何度量，美国医疗服务体系都表现不佳。数千万人仍无医疗保险，健康支出依然是天文数字，人均水平比支出第二高的国家卢森堡高出27%。尽管支出奇高，美国的健康结果却并未比其他发达国家高出27%，甚至10%或5%。尽管我们在一些健康结果——就连这些也存在争议——比如癌症幸存率、创伤和器官移植上超过世界其他地方，但我们在多数健康与医疗保健领域都落后了。甚至在一些基本的医疗保健组织质量指标上，比如预期寿命、婴儿和青年死亡率、疫苗接种率、行为健康、哮喘幸存率和糖尿病控制，美国也远不如其他发达国家。对医疗缺乏人情味、医院感染、医生门诊时间短、ICU（重症监护室）使用过度以及临终高科技干预过多，人们有无尽的抱怨。这种与高成本不吻合、相对糟糕的绩效，应该让任何有责任感的公司高管大为恼火。这理所当然地激怒了美国公众。

引　言

　　遗憾的是，这种绩效不佳不是什么新闻。它并非始于《奥巴马医改法案》。事实上，《奥巴马医改法案》缩小了这种差距。自《奥巴马医改法案》在2010年颁布以来，有2 200万美国人获得了保险，医疗保健成本增长已经降到历史低位，通过温和地减少重复住院、医院感染及其他可预防的失误，医疗质量也提升了。

　　但是，公众还是不相信《奥巴马医改法案》改善了状况。有讽刺意味的是，民意调查显示，公众喜欢《奥巴马医改法案》中的许多条款，比如不得因为先存疾病排除、允许年轻的成年人在26岁之前依靠父母的健康保险计划、不对保险保障施加年度或终生限制、限制保险公司的利润、对预防性服务的保障不设免赔额，以及补贴私人保险购买。然而，《奥巴马医改法案》最后还是变成了替罪羊，成了美国人发泄对医疗服务体系挥之不去的愤怒的对象。

　　如今，美国人最大的不满是针对健康保险与医疗保险的可负担性。药品成本已经猛涨，比如图灵药业的达拉普林价格上涨到原先的56倍、迈兰制药的EpiPens价格涨到了600美元、丙肝药Sovaldi每粒药丸的价格则高达1 000美元。去一次急诊室，哪怕只是缝几针这么简单的治疗，可能也要花5 000美元甚至更高。保险计划变得越来越寒碜（覆盖面不断缩小、起付线不断提高），但多数消费者的保费却在持续攀升。2008年，保障范围不足与先存条件排除是人们最为关注的问题。如今，公众的改革诉求集中到了支付能力。

　　因此，美国医疗服务体系仍有待转型。尽管有人担心特朗普政府在是否废除并替换《奥巴马医改法案》上的摇摆不定会抑制创新，这种不确定性终将消失。美国医疗体系的不佳表现与过高成本是根本性和结构性的。在花言巧语和怒火褪去之后，如何应对这些问题将重新成为人们关注的主要焦点。这些根本因素为安然度过动荡期奠定了最扎实的基础。

跟盯着废除并替换《奥巴马医改法案》的最新传闻或美国政府政治花招的起伏相比，更明智的做法是着眼于未来 5~10 年必然重要的问题。对医疗保健而言，这意味着实现高价值的保健。那是整个医疗体系的最终所向，也是精明的资金——其中许多来自创投资本和私募基金——投资的方向。前进的路上难免会有曲折，但高价值保健是最终的目的地。这也是最卓越的医疗组织前进的方向。它们不是像没有经验的冰球运动员那样，向着冰球一拥而上，而是像职业选手一样，滑到冰球将会滑向的地方。一些正在赚取合理利润的医疗组织也许会怀疑是否有变革的必要，并抵制医疗服务模式的创新。但是，随着医疗服务体系不断演化，它们将变得越来越不重要，沦为医疗保健领域的"柯达公司"。

一举解决美国医疗体系绩效不佳和无力支付这两大难题的唯一办法是转型医疗服务提供模式。为应对绩效不佳问题，我们必须改善医疗保健的质量与结果，减少可预防的并发症和失误，保证患者总是能获得妥当的检查和治疗，并营造辅助网络保证患者真正坚持检查和治疗。这只能通过转型医生、医院与其他供方医疗服务的提供方式才能做到。

要解决支付能力不足问题，我们必须持续地缓和医疗成本上涨，将人均医疗成本上涨保持在不超过 GDP（国内生产总值）增速的水平内。这要求最大范围地消灭浪费，也就是剔除无助于改善健康却会增加成本的不必要服务，减少提供每项医疗服务的单位成本，开出成本更低但临床效果等同的服务。这同样只能通过服务模式转型来实现。

转型不会自然而然地发生。转型必须有恰当的金融、法律和执业环境才能发生。幸运的是，其中许多要素已经由《奥巴马医改法案》引入了，而且（考虑到公众总体上没有什么争议）可能继续存在下去。首先，即使支付模式仍以服务项目付费（FFS）为主，但整个医疗体系正在势不可挡地转向诸如打包付费与人头费之类的替代支付模式。这种过渡已经激励医生、医院及其他供方开始提供更高价值的医疗服务。其次，《奥巴马医改法案》引入了责任制医疗组织（ACOs）、联邦医疗保险和医疗补助创新中心（以下简称CMMI）以及惩罚重复住院和院内感染率高的医院的政策。这些改革，连同打包付费实验，强化和放大了医疗服务模式转型的动力。最后，2015年底美国国会颁布了《联邦医保可及性与儿童健康保险项目重新授权法案》（以下简称MACRA），将政府变革医疗支付方式的动力制度化了，同时进一步鼓励医生采纳替代支付方案。这种组合的政策变革已经将美国医疗服务体系推过了转型的引爆点。妖怪已经逃出了魔瓶，再也不会回来。

重要的是，《奥巴马医改法案》带来的改革是这种转型的必要而非充分条件。接下来的关键一步是医生、医院及其他提供者要全面重新思考医疗服务的流程，无论是像预约门诊、为患者安排病房之类的简单流程，还是像制定标准化医疗方案、实施有效的慢病管理协同、将行为干预服务整合进常规的门诊业务中等更为复杂的临床决策流程。本书旨在帮助那些想在不远的将来达到正确目的地的医疗保健组织,将精力集中到正确的问题,并以最佳方式变革自己的实践。

书中的案例研究刻画了正在转型自己的医疗服务方式提升质量与患者体验,同时降低成本的医疗组织。对这些实践的描述也会帮助医生和医院转型自己的实践从而提供更高价值的医疗。最后,转型带来的洞察力还可以帮助美国人为自己选择更好的医生和诊所。

本书旨在助推——甚至是强推——医疗服务机构迈向更好的医疗服务模式。它告诉医生及整个医疗服务体系如何通过实施第四章、第五章和第六章中描述的12项转型实践实现转型目标。

最后,本书为尚未与任何特定政府立法或监管挂钩,或者尚未卷入任何医疗政治辩论的执业者提供了经得起时间考验的建议。一场选举或一项新立法不会让如何转型医疗提供的指导失去意义。接下来的几年也许会举步维艰,但是,从长期来看,美国的医疗服务体系终将越来越好、越来越负担得起。本书为医疗组织提供了如何实现这些目标、持续改善医疗与患者体验同时控制医疗成本的长久洞察力。书中的建议不会因为任何特定的选举或华府风云突变而过时,或者被取代。事实上,无论2016年的选举以及相关的巨变带来了什么暂时变化,书中的案例研究、转型实践与教训都将帮助医疗组织定位自己的未来。

第一章　我们愧对哈里斯女士

那是2014年一个炎热的夏日，佩吉·哈里斯女士在妹妹的卧室里突然晕过去了。她妹妹叫了一辆救护车，救护车急匆匆地把她送到几个街区外的莫西费城医院（Mercy Philadelphia Hospital）。急诊室医生判断她既不是心脏病突发，也不是中风，诊断结果是她患上了病窦综合征。这种病会间歇性地阻止正常的电脉冲穿过她的心脏并启动泵血。急诊室医生将她转到了一家附属医院（Mercy Fitzgerald），那里的一名心脏病专科医生在她的胸腔里放了一个埋藏式自动复律除颤器（AICD）。这个埋藏式自动复律除颤器既是起搏器（在心跳过慢时电击心脏跳动），也是除颤器（在心跳完全停止时电击心脏）。然而，哈里斯女士对这个埋藏式自动复律除颤器感到迷惑。她称之为起搏器，但无法描述它事实上有什么用。她记不得有任何人征求过她的同意，但自己也不会拒绝它。

穿着开衫外套和粉红色晨衣、裹着黑色头巾的哈里斯女士是

未来的处方

一位95岁高龄的可爱非洲裔美国女性。由于伏着身子,她看起来比实际身高5.1英尺(相当于155.45厘米)还要矮小。她长相极为亲和,脸上总是挂着微笑,哪怕在描述自己的疼痛和接受药物治疗及预约医生遇到的沮丧时也是如此。她的住所内有一台顶着一面墙的大电视,其他墙上装饰了几幅画和一些小摆设。其中一件艺术品格外引人注目,是一幅蓝色的启蒙主义风格的教堂内景画,两片干枯的棕榈叶子盖着这幅画的边框。

哈里斯女士长期患有高血压和充血性心力衰竭,并诱发了严重的呼吸急促症。因此,多数时候她只能坐着,"现在我是度日如年"。多数日子,她只能坐在一张离电视机几英尺远的安乐椅上。当她想起身时,椅子会电动向前倾斜。哈里斯女士每天沉迷于那些厚厚的字谜书,电视游戏节目或福音是她日常的伴侣。在助行架的帮助下,她每天穿梭于狭窄的卧室和厨房。

在那次昏厥之后,由于呼吸急促导致生活难以自理,哈里斯女士搬去跟她93岁的妹妹丽莉·约翰逊(Lilly Johnson)夫人一起住。开始,约翰逊夫人承担全部家务,帮哈里斯女士洗澡、穿衣、爬楼梯。然而,6个月之后,约翰逊夫人被查出胃癌。穿着她那件紫色的衬衫和牛仔裤,约翰逊夫人显得精神抖擞,但细查之下不难发现癌细胞正在吞噬她的身体。胳膊上大量的皮肤皱襞表明她正在消瘦和失去肌肉。约翰逊夫人再无力帮助哈里斯女士上二楼使用房子的卫生间或洗澡。每天晚上,当哈里斯女士想上卫生间或就寝时,她不得不自己扶着助行架走到楼梯,然后抓着栏杆,像幼儿一样用四肢慢慢爬上14阶楼梯。这种自力更生十分艰辛:她走路不稳,两个月前洗澡时摔了一跤。所幸的是,她没有任何骨折，但这件事让她非常害怕。自那以后，她就不敢再洗澡了，而是将就着在水池里冲一下。显然，她最需要的不是高科技的埋藏式自动复律除颤器或有牌照的心脏病专科医生，而是一名能帮助她爬楼梯和洗澡的护理。

哈里斯女士几乎从不出门。她常常为自己无法去附近的教堂感到难过和沮丧。好在有一名教友每月会来她家里看望她，这让她稍微感觉好一点。一些女教友还给她送来了 DVD 录制的布道，哈里斯女士对此表示感激："虽然我并没有亲自去教堂，但听听布道还是挺开心的。"

在描述自己的处境时，哈里斯女士不禁愁容满面，泪水夺眶而出：

> 我像个废物一样，生活不能自理，还要给患病的妹妹丽莉（约翰逊夫人）添麻烦。想干的事啥也干不了。我不想成为她的累赘。丽莉不认为我是她的累赘，但我不想让她帮我洗衣服，帮任何忙。我一向喜欢独立，总是乐于帮助每个人。如今，我却连自己也照顾不了。我真的不想拖累她。

然后，哈里斯女士开始谈到她的愿望："我想活得舒坦一点。但是，自从患上心力衰竭之后，我就做好心理准备了，随时等着上帝带走我。"

出院以后，一名上门护士被派来每周给哈里斯女士做一次检查。令人惊奇的是，两年以后，这名上门护士特瑞娜依然每周来一次。特瑞娜的任务主要是给哈里斯女士量血压、称体重，并给她的塑料药盒的 28 个格装满药，保证她一周都有药服用。其中包

未来的处方

括维生素、矿物质以及 10 种不同的处方药，大约是每天服用 19 片药。自她昏倒的两年内，哈里斯女士一直没有住过院，除了一次因为肚子疼去急诊室外（结果发现是尿路感染，医生开了一些抗生素给她）。

哈里斯女士心里还抱有期待的为数不多的事情之一是麦肯齐每月的上门服务。麦肯齐是一家名为 Aspire 的姑息治疗公司的执业护士。Aspire 专门为尚未进入生命最后 6 个月的患者提供居家保健，同时为已经到最后 6 个月的患者提供临终关怀。她的联邦医保优先管理式医疗公司 Cigna 用一套算法判断哈里斯女士属于姑息治疗人群。哈里斯女士并未出现 Cigna 用来识别临终患者的多面"红旗"，比如反复住院或患癌，但她是一名有严重心力衰竭的体弱多病的 95 岁老人，按照 Aspire 常用的更定性的指标判断是有资格享受此项保健的："她属于很可能会在未来 12 个月内去世的患者吗？"对哈里斯女士而言，问题的答案是"肯定的"。于是，大约一年前，它们派来了麦肯齐。

当麦肯齐每月上门时，哈里斯女士的脸上都会露出笑容。在麦肯齐上门时，哈里斯女士会不停地问："你下次不会不来了吧？"麦肯齐总是打包票说自己肯定会再来。得到保证之后，哈里斯女士高兴地说："太好了！如果你不来的话，我会被气疯的。"

麦肯齐第一次与哈里斯女士碰面时，就问到了她对临终医疗的愿望。哈里斯女士干脆地回答说自己不想回到医院或接受任何"新"治疗，并明确表示"如果我的心脏跳不动了，别更换它"。在被麦肯齐追问时，她坦率地表达了自己的偏好：做心肺复苏吗？"不做。"要上呼吸机吗？"不要。"要做透析吗？"不做。"要补充人工营养和水分吗?"也不要。我只想要舒适一点的办法,当然也不想进重症监护室。"

麦肯齐帮助哈里斯女士建立了临终愿望档案,包括填写一份《预立维生医嘱表》(POLST),这是一种放弃急救同意书。两个人还填了一份《预先医护指示表》,指定约翰逊夫人作为上述医疗选择的授权委托执行人。哈里斯女士把这些表格放在那张烟灰色的玻璃餐桌上。说话的时候,哈里斯女士的手轻抚了它们,仿佛是在爱抚一串念珠。当麦肯齐问她是否要把这些表格保存到更安全的地方时,哈里斯女士固执地表示放在房间主室里的餐桌上很好,这是保证不测发生时这些表格最容易被发现的地方。

当被问到生前还有什么心愿时,哈里斯女士的回答是:"我想看着我的侄外孙长大成人。我希望他高中毕业,上大学,有出息。年轻的时候我没有上完学。后悔自己当年没有好好读书,因此总是叮嘱他要上大学。千万不要错过机会。"要是能看到那一天,哈里斯女士解释说,"随便上帝怎么处置我"。

麦肯齐还尝试着帮哈里斯女士找人给她做饭和洗澡。但是,即便是对受过教育、懂医疗知识的执业护士,要完成上门帮助的申请任务也颇费周折。几个月前,麦肯齐和哈里斯女士填了一堆申请材料。几周过去了,仍未收到任何回音。最后,公共福利部终于派人来评估哈里斯女士的需要。官员确定哈里斯女士符合资格,但表示至少要再等两周才能处理好材料并完成审批,然后还要等几周才能预约好上门服务的工作人员。但是,随后公共福利部又给哈里斯女士寄来了一叠材料。这份 11 页厚的文件目的是要评估哈里斯女士的资产以保证她有资格享受所谓"县政府补贴、联邦医疗补助或长期护理"。审查结果是通过。总之，在麦肯齐看来，整个流程令人摸不着头脑，而且非常没有效率。

一次上门时，麦肯齐给哈里斯女士称了体重——体重不增加表示充血性心力衰竭恶化了——并注意到她的呼吸通畅，血液含氧量正常。尽管哈里斯女士的血压升高了，但并无异样。此外，麦肯齐还为她安排了特瑞娜下周上门重量血压，确保不出差错。麦肯齐还检查了哈里斯女士的药盒子，看她是不是按要求服药。药品看起来有点乱，而且靠床的药盒子居然是空的。"我把药放在口袋里了。"哈里斯女士解释说，她还从自己穿的粉红长外衣里掏出了一个用黑皮筋绑着的布包。她打开布包让麦肯齐看里面的三片药，并解释说，"这样我就可以每天起床和上床时身边有药"。麦肯齐注意到一个药瓶是空的，于是打电话让药房把药送到哈里斯女士家里。

然后，哈里斯女士把手放到右胸说那里痛。尽管那里一直隐隐作痛，但哈里斯女士没感觉到疼痛加剧。她似乎认为这是上下楼梯导致的，因为抓住栏杆需要肩部用力。麦肯齐问她是不是坚持在做物理治疗，于是哈里斯女士演示了一下右肩的锻炼动作，然后说，"我做了四十次，每天三次"。为帮助哈里斯女士缓解疼痛，麦肯齐还建议她涂 Icy Hot 之类的止痛药膏。

在说话的时候，哈里斯女士的手摸着一叠小医疗预约卡。她多年来的家庭医生最近退休了。当被问起新家庭医生（幸运的是这名医生会上门服务）怎么样时，哈里斯女士说："我不清楚。她每次来了就是问问题、填资料，然后就走了。"10 月 26 日，她预约了一名肾病专科医生。在预约之前,她必须填一份表,因为医生希望她查一下尿和血。11 月 2 日,哈里斯女士预约了给她放埋藏式自动复律除颤器的心脏病专科医生。

预约医生是哈里斯女士仅有的出门机会,而且每次见面对她都是一项艰巨任务:

> 我要看附近是否有人愿意开车带我去。但是,白天很难找到有空的邻居,而且还得给他们付钱……好不容易到了医院,总是一会要去一个地方填表,一会要去另一个地方做检查,再到另一个地方见医生。

站在她旁边的妹妹约翰逊夫人插话说,自己的就医体验要比哈里斯女士好多了:

> 我喜欢 Presbyterian 医院,因为那里组织得井井有条。只要去一个地方挂号,然后就有人带我回去,到一个地方完成所有验血和医生门诊。我不用到处转悠。此外,他们会主动来接我,根本不需要找人开车送我去。

当被问到为什么要去看肾病医生、为什么要验血和验尿时,哈里斯女士说自己也不清楚。同样,她也不确定心脏病专科医生为什么要检查她的除颤器,因为它并未停止运行,自己也没有再晕倒过。从她的声音和身体语言判断,哈里斯女士显然对自己每次门诊不得不费力做这些安排心存畏惧,包括请求邻居开车带她去医院、在医院里到处转来转去做检查和门诊。但是,这些全是预约好的,她似乎认为自己不去不行。她想做个"听话的病人"。

未来的处方

事实上，作为一个体弱多病、心地善良、没有受过高中教育也没有多少健康知识的高龄女性，她压根儿就不像那种会挑战医生的患者，当然更不会对医生告诉她保持心跳或肾脏正常必须做的检查指手画脚。

在许多方面，哈里斯女士都算是幸运的。她是居家项目的照顾对象，这个项目会派家庭医生上门为体弱多病的老年患者看病；她有一名上门护士帮助她重新装满药盒子，确保她按医嘱用药；她还有一名姑息疗法执业护士每月来看她，更重要的是还帮她用正式表格记录下了临终关怀的愿望。可以预见，如果真的遭遇不测，哈里斯女士失去意识，或出现别的紧急医疗状况，这些表格将防止有人违背她的意愿给她做心肺复苏，并将她送到医院重症监护室抢救。

体弱多病的高龄患者很少有人真的能享受到这些福利。

但是，哈里斯女士的经历仍然暴露出美国医疗服务体系的缺陷。她面对的是一套支离破碎的体系，缺少协调和清晰的医疗服务计划，而且经常背离甚至漠视患者的意愿——尤其是当这些愿望是少折腾时。纵然是一名95岁高龄的严重充血性心力衰竭患者和肾衰竭患者，哈里斯女士最终还是被植入了昂贵的埋藏式自动复律除颤器，成本在3万到5.5万美元之间（视医院不同）。更糟糕的是，我们还搞不清楚哈里斯女士起初是不是愿意植入。

在此后的两年内，哈里斯女士接受了6名医护人员的看护，其中4名是医生（包括一名家庭医生、一名肾病专科医生、一名做埋藏式自动复律除颤器的心脏病专科医生以及一名常规心脏病专科医生），一名上门护士和一名上门的姑息疗法执业护士。这些服务者没有任何共享的电子病历或保健计划，每个月也不会碰一次头（哪怕开个电话会议）更新彼此的信息。哈里斯女士每天要服用19片药，却没有任何医生或药剂师进行审查或者带她走一次系统的"除药法"流程看看她是否可以少服药；相反，医生常做的似乎是再加一种药。

每三个月，哈里斯女士至少必须找一名专科医生看病，这总是一趟艰辛的旅程，而且得花钱，因为她必须付钱请邻居开车送她去医院。我们不清楚，哈里斯女士为什么非得去看这些专科医生，这些专科医生具体又能帮她解决什么问题？多数时候，这些专科医生似乎只关心患者单独的某个器官系统，从不停下来思考一下自己的治疗是否符合哈里斯女士的总体需要。比如说，哈里斯女士已经讲清楚，自己的肾脏仍然在衰竭，她不想做透析。她的家庭医生完全有能力监控她的血压和肾功能。那为什么还非得去看肾病专科医生呢？家庭医生与肾病专科医生之间几乎没有协调。看心脏病专科医生又是干什么？哈里斯女士已经签了一份放弃急救书。我们搞不清楚她是否真的愿意植入埋藏式自动复律除颤器，同样也不清楚为什么没有关掉这个埋藏式自动复律除颤器。然而，哈里斯女士仍然乖乖地每三个月去看一次心脏病专科医生，因为医生告诉她必须确定这台机器"正在运转"。

似乎没有一个医生回头反思一下诸如此类的重大问题：我们究竟在为哈里斯女士做什么？我们预定的这些检查、开出的处方有什么医疗和（更重要的）生命意义？哈里斯女士想要什么？是否应该取消肾病专科医生和心脏病专科医生的全部门诊？

哈里斯女士真正需要的，不是再次预约一名受过高级训练的专科医生，而是一名上门帮她洗澡的护工。遗憾的是，这不在医疗体系范畴之内，而是属于社会服务体系，且要填写一大堆表格、做家庭评估并等待数周才能获得。

哈里斯女士接受的每项医疗服务——植入埋藏式自动复律除颤器、验血、理疗、药丸、上门诊断、姑息疗法计划——做得兴许都不错。显而易见，为她服务的医护人员都小心翼翼，并定期监控她的用药依从性、体重、增氧、血压、肾功能、肩痛及其他生理参数，并在必要时实施干预。

然而，同样明显的是，这套体系面临失败的危机。哈里斯女士从6个基本上毫无协同的服务者那里获得碎片化的医疗服务。由于要定期到她并不需要的医生那里看病，她时常接受不必要的（低价值甚至毫无价值的）医疗服务；做那些并不会改变她健康状况的检查；接受她并不想要的医疗干预。纵然有如此多的保健，哈里斯女士却享受不到像帮她洗澡和料理其他日常生活事务并真正改善她生活品质的便宜服务。

天知道这些毫无协同的不必要医疗保健要花多少成本？每年当然要花数千美元，光是在哈里斯女士被植入埋藏式自动复律除颤器的那一年，就花掉了几万美元。她填写的《预先医护指示表》和《预立维生医嘱表》兴许能减少她临终时花在救护车、急诊室抢救和重症监护上的数万美元。

美国医疗服务体系对哈里斯女士的护理可以做得更好吗？答案是非常肯定的。

但是，这并非关键问题。我们必须问的是：美国医疗服务体系如何转型才能保证美国几百万的哈里斯女士——事实上是全体

第一章 我们愧对哈里斯女士

美国人——都能享受到持续的高品质和低成本医疗？另一个关键问题是：美国的哈里斯女士们——以及关心她们的亲属们——怎样才能区分好的医疗服务模式与差的医疗服务模式？

本书的主题就是美国医疗服务模式的转型。书中阐述了美国医疗服务体系中那些勇于转型医疗服务模式从而实现更高品质、更以患者为中心乃至更低成本的医疗的各个部分。

本书不研究人人都知晓的那些医疗服务体系，比如像梅奥诊所（Mayo Clinic）、克利夫兰诊所（Cleveland Clinic）、山间医疗保健（Intermountain Healthcare）这样被许多人认为"最佳"和转型力度最大的机构。我们研究的是小的医生诊室和大的跨专科团体诊所、责任制医疗服务组织、大型管理式医疗组织甚至是营利性公司，它们全都在低调地实施大刀阔斧的转型。其中有些是家喻户晓的，有些在医疗政策圈子里知名，但许多甚至对医生和医疗政策专家来说也相对陌生。必须承认，我并未按任何系统、定量的方式来挑选这些诊所或组织，而是以审慎（或许有点随性）的方式。比如，我听到一个伟大的诊所或医疗体系，于是决定一探究竟，看看是否有值得其他机构学习的转型实践。我参加了一场分享自己的某些转型实践的讲座，于是开始研究这些变革。我被人请去做报告，感觉它们的医疗流程值得深入考察。毫无疑问，美国还有很多别的诊所和医疗保健组织在做令人惊叹的工作，他们在改善患者医疗上的创新之举值得被研究、阐释和表扬。

本书研究的诊所和体系坦言，它们还处在转型过程之中，还难言已经完成转型。它们仍在实验、从错误中学习并精炼自己的方法。事实上，没有一个医疗组织全部实施了我们确认的 12 项转

未来的处方

型实践,也未必在所有医疗转型维度上都取得了成功。然而,书中涉及的每个诊所和团体都在用我们能够而且应该学习的特定方式创新,因为我们都想改善美国医疗服务体系。

这是一本基于案例研究的定性分析的书。我们主要讲述转型故事。本书关注的是特定的案例——谁在驱动变革,以及他们具体实施了哪些转型。许多内容是基于被定性研究者称为"饱和度"的方法,也就是在众多多元化的团体和组织(来自许多不同的地区)独立报告类似情况的时候仔细观察并归因重要性。比如,在慢病管理上我就发现了这一点,因为多个团体(独立工作)对这项实践基本上得出了同样的结论:他们未必外包保健管理,而是从医生的诊所里选择一位固定的慢病管理者,保证高风险、高成本患者获得恰当的医疗服务协调。这名保健管理者与患者形成私人的面对面关系,然后频繁地看望和打电话给患者确保他们好好做。慢病管理者每周或每月与其他团队成员碰头,正式讨论和更新保健计划和维持患者健康、远离急诊室和医院所需实施的干预。每个转型医疗服务管理的组织大体上都采用了这种方式。

尽管书中描述的医疗服务模式是在定性分析基础上随意挑选的,但本人试图系统性地勾勒出所有12项医疗服务模式转型实践中的关键元素,对那些频频被吹嘘为有用,但很少能够证明其对转型有效或有指导性的实践书中也略有分析。有趣的是,我们访问和研究的专科诊所、跨专科诊所或医疗集团无一实施过所有12项转型实践。许多组织在质量、患者体验和成本上取得了显著(两位数)的进步,但仍有改进的余地。

本书无意也不会说要对美国实施转型的诊所和医疗服务组织

第一章 我们愧对哈里斯女士

做最全面（或者哪怕必然是最好）的研究，但是，本人希望这个框架将为其他医生诊所和医疗服务组织如何变革医疗流程提供指导。我不想说我们已经掌握了如何转型美国医疗服务体系的终极答案，但是，书中的 12 项实践是未来实施高效变革的起点。

本书不是断言美国所有的医疗服务组织都得实施书中所讲的所有 12 项转型实践，而是要鼓励所有诊所、医疗集团、责任制医疗服务组织以及跨学科医疗服务组织开始将这些转型实践付诸实施。本人的希望是，通过介绍这些实践以及不同的医生团体和医疗保健组织如何实施它们，美国打算（而且必须）实施改变的数十万个其他医疗组织将拥有一张标明了主要地标、有用的实例甚至指导地点的地图。

哈里斯女士的故事让我们醒脑，甚至有点灰心丧气。但是，这是一本乐观向上的书。如今，美国医疗服务体系蕴藏着发生真正积极、开创性变革的潜能，比 1910 年《弗莱克斯纳报告》发表以来的任何其他时候都大。变革的发生是相对小规模的，但花开多处。然而，这些变革尚未集腋成裘，因此难以被许多人发现并感受到它们的影响，亦难分辨信号与噪声。但是，改善患者保健和控制成本必要的转型实践正在发生。本书试图识别那些信号并将其系统化，从而让人们发现、模仿、继续精炼并形成燎原之势。

本书不仅适合医生、护士、医院管理者、咨询师和在医疗服务体系耕耘的其他人阅读。我希望它能给每个患者提供判断自己所遭遇的任何医疗服务成败的工具。第九章将帮助像哈里斯女士——或更有可能，她的亲属——这样普通的美国人应用这 12 项转型实践来选择能为自己提供更好、更以患者为中心的医疗服务的医生和医疗组织。

　　像哈里斯女士这种患者的医疗转型不仅是可能的，而且是不可避免的，它始自《奥巴马医改法案》以来的新政策引发的变革。这些变革，以及（尤其是）医生和医院获得支付和发布质量报告方式的变革，是构建医疗转型基础的必要部件。那是下一章的主题，我们将阐明为转向高价值医疗必须奠定的基石。

第二章　变革的动因

《奥巴马医改法案》、打包付费、MACRA 及其他

美国医疗服务体系目前正在经历一个多世纪以来最剧烈的变革。1910 年，亚伯拉罕·弗莱克斯纳（Abraham Flexner）发表了那份以他名字命名的报告，从此开启了美国和加拿大医疗教育的转型过程。这份报告谴责了提供短期培训项目——通常不需要有教育要求——的执业者经办的无数私人营利性医学院。《弗莱克斯纳报告》主张开办附属于大学的医学院，由大学任命的医学教授授课。这些医学院的学生必须高校毕业，受过多年相当于大学程度的基础科学训练。他们将接受两年的临床前课程培训，外加两年的医院临床实习。《弗莱克斯纳报告》揭露了当时美国医师培训急需的严谨性和高标准，终结了蔓延在美国医学院中的自满状态。它的基础模式至今仍然塑造着美国医学教育。而今对医疗服务模式的新兴转型将跟这份报告一样影响深远。

《弗莱克斯纳报告》对美国医学教育有什么影响，2010 年的

未来的处方

《奥巴马医改法案》以及 2015 年的《联邦医保可及性与儿童健康保险项目重新授权法案》对美国医疗服务模式就有什么影响。无论这些立法是否停留在纸面上,都标志着美国医疗政策发生了不可逆转的转折。它们揭示了长达一个世纪的无法持续的、碎片化的按服务项目付费体系,并启动了这一体系的总体性消亡进程。更重要的是,它们激发了鼓励高价值医疗服务模式的统一政策转变。

数十年来,很多医疗领袖(大部分是政客)以及绝大多数美国公众都固执地认为,美国有世界上最好的医疗服务体系。他们提到美国有像梅奥诊所、麻省总院、克利夫兰诊所以及约翰·霍普金斯医院这样众多令人敬仰的医院,还有像美国医疗健康研究院(NIH)、哈佛医学院、加州大学旧金山分校(UCSF)以及洛克菲勒大学这样国际一流的生物医学研究机构。然而,到 20 世纪末,随着围绕医疗改革的争论不断深入,人们越来越清楚,尽管有这些医疗服务与医学研究的典范,几乎在每个指标上,美国的医疗体系总体上都表现不好。

在《奥巴马医改法案》通过之前,美国的医疗可及性不充分。将近 5 000 万美国人没有医疗保险,数百万人保险保障不足,不靠谱的粗糙政策无法保护他们在罹患重疾时免于重大财务损失甚至破产。还有一个问题是医疗服务体系持续的高成本。2010 年美国医疗总支出超过 2.6 万亿美元,只比世界上第五大经济体的经济总量略小一点。2010 年,人均医疗成本将近 8 402 美元。

纵然付出了如此庞大的医疗支出,美国医疗质量充其量只能算得上马马虎虎。即使有许多值得炫耀的地方,美国在多项指标(比如预期寿命、婴儿死亡率、疫苗接种率、血压控制、医院感染死亡人数）上总体不尽如人意。令人尴尬的是，美国医疗服务体系在 WHO（世界卫生组织）排行榜上排名较低：2010 年排在全球第 37 位，还不如塞浦路斯、希腊和摩洛哥这些国家。就算这份榜单不够准确，它也暴露出困扰美国医疗体系的真实问题。这无疑是贬低了美国"拥有世界上最好的医疗体系"这种说法。

美国医疗服务体系为什么表现不佳？保守派和自由派的医疗政策专家对此逐渐形成了共识：两个根本性缺陷引致了成本和质量问题。首先，按服务项目向医生和医院付费的体系怂恿了错误的行为，比如在哈里斯女士"快要见上帝"而且不想接受生命维持治疗时强行给她植入埋藏式自动复律除颤器。按服务项目付费使得高成本的住院和手术让医院更有经济利益可图。它鼓励临床医生进行更多的检查和手术，却漠视这些服务的成本。此外，按服务项目付费对不同质量甚至不恰当的医疗服务支付同等费用。更糟糕的是，按服务项目付费还激励医务人员只在人们患病时才实行治疗，不鼓励他们一开始就做好人们的健康维护。

按服务项目付费还导致了医疗的碎片化。由于向医院和医生分别付费，这些提供者没有合作协调患者医疗的财务动力，甚至会形成不相互协作的激励。因此，像哈里斯女士这样的患者往往要同时预约一名家庭医生和一名肾病专科医生，即使她的家庭医生完全胜任对肾功能的检查。类似地，患者甚至在其家庭医生不知情的情况下频频被转入和转出医院，这妨碍了及时定期复查并提高了患者在 30 天内重复住院的概率。

第二个根本性缺陷是这套体系抑制了医生和医院系统地度量、报告并改进自己的医疗质量的积极性。事实上，由于医院可以对院内感染或充血性心力衰竭引发的重复住院额外收费，它们有动力忽视许多质量维度。不仅如此，由于没有可靠的绩效数据和客观的基准，根本不能产生提升质量的有效计划。

唯有发起两大根本性变革，方能营造出一种氛围，将美国现行医疗体系改造为聚焦于维护人们健康、提升医疗服务质量和降低成本的新体系。首先，必须将按服务项目付费替换为新型的支付模式，这种新支付模式激励医生和医院提供更高价值的医疗。其次，必须将评估和报告医生与医院服务质量的工作常规化。

《奥巴马医改法案》正是要启动这两项根本性的改革。

《奥巴马医改法案》为转型赋能

《奥巴马医改法案》可能是过去一百年内美国最重要的医疗改革。该法案传递出这样的信号，就是现在和过去不同了，美国医疗服务体系将发生一场地震。事实上，《奥巴马医改法案》最重要的遗产并不是任何特定法律条款，而是它改变了所有医疗服务者的心理，无论是医生和护士，还是医院管理者和保险公司主管，或者居家健康服务机构所有者以及康复护理机构的所有者。哪怕《奥巴马医改法案》被"撤销和废止"，这种心理变化也不会回到从前。跟强制令或保险交易相关的任何特定条款不同，这种态度上的转变是永久性的。

传统的观点是，《奥巴马医改法案》有 2 000 多页，其中 90% 是要提高医疗保险的可及性。这种说法存在两方面错误。首先，

《奥巴马医改法案》有10个主题,只有906页,但只有两个主题(大约225页)讨论健康保险交易所、补贴和扩大联邦医疗补助。尽管它们吸引了最多的公众关注和争议,并直接导致大约2 200万美国人获得了保障,这些主题只占这部法律及其影响的小部分。

事实上,《奥巴马医改法案》的影响比这大得多。它包含许多旨在改变医生、医院及其他提供者付费模式以及患者保健模式的条款。这些改革意义重大,但公众的关注度小得多。这情有可原。这些改革被体现在复杂监管细节中,对其感兴趣的主要是医院、医生、康复护理机构、耐用医疗设备供应商以及获得政府补偿的其他提供者。虽然这些改革默默无闻,但它们鼓励医疗服务机构改变自己照顾像哈里斯女士这样美国人的方式,其意义是重大的。

《奥巴马医改法案》至少包括九个加速此类新兴革命的条款(参见表2.1)。为帮助读者理解《奥巴马医改法案》引发的变革的性质与范围,有必要在此简要地强调一下其中的一些改革。

表2.1 《奥巴马医改法案》激励付费和服务模式转型的9类措施

路径	ACA	执行时间	简介
责任制医疗组织(ACO)	3022	2011.12	一个由医生和其他医护人员协同治疗的网络,专注于提供高质量、以循证为基础的医疗服务,确保成本降低至政府预设目标之下。同时,这也是志愿医疗服务示范项目。
医疗保险打包付费	3023		打包付费是对所有服务支付一个总价格,与诸如髋关节置换这类零散的服务相关的医生费用、医院治疗、康复服务、居家照护费用等。医疗保险覆盖了5个自愿试点项目。

未来的处方

续表

路径	ACA	执行时间	简介
医疗保险和医疗补助创新中心（CMMI）	3021	2011.01.01	中心具备实施示范项目的资格，包括医生、医院和其他组织必须参与的强制性示范项目，预算100亿美元。
无须单独立法可批准实施示范项目	3021	2010.03.23	卫生部长有权实施像永久性医疗保险政策这样的付费转型，而无须进行基于示范项目的立法。这些项目通常经过了精算师的认证，可在不影响质量的情况下降低成本，在不增加成本的情况下提高质量，或既提高质量又降低成本。
重复住院政策	3025	2012.10.01	政策将永久转变为对因急性心肌梗死等病症而在30天内重新入院率高的医院进行处罚。
院内感染疾病	3008	2014.10.01	政策将永久转变为对未降低14个医院过错如呼吸机相关感染和用药错误的医院进行处罚。
基于价值的支付项目	3001	2012.10.01	政策将永久转变为根据质量评估给予医院奖金鼓励。
以患者为中心的成效研究机构（PCORI）	6301	2010.09	支持治疗、预防和诊断的分析，致力于医疗保健组织、健康状况差异，以及以患者为中心的研究，并普及研究发现。这一项目将在2019年到期。
独立付费咨询委员会（IPAB）	3403	2010*	如果2017年人均医疗保险成本增长率超过1%，则建议进行政策调整以控制医疗支出。国会必须制定IPAB提案或其他方案。

* IPAB的成员应该由总统提名并由参议院确认。至今没有成员获得提名。

责任制医疗组织

《奥巴马医改法案》第 3022 节设立了一个资助责任制医疗组织的政府项目。责任制医疗组织是共同努力改善向一大群联邦医保患者提供的高价值家庭医生服务的医生、医院及其他提供者的协同网络。根据《奥巴马医改法案》，责任制医疗组织负责至少 5 000 名联邦医保患者的医疗成本与质量。自《奥巴马医改法案》颁布以后，联邦医保已经设立了多种不同类型的责任制医疗服务组织，针对不同类型的医疗保健组织在财务、患者、执业方式及其他特征，提供有针对性的项目（参见表 2.2）。

表 2.2　三类主要的责任制医疗组织*

类型	简介	成效
医疗共享结余项目（MSSP）	这是一个基于按服务项目付费的项目，至少 5 000 家医生主导型的医疗组织受益。责任制医疗组织的结余比政府预设的目标基准预算低 2% 以上。	433 家责任制医疗组织通常保证适度的结余。在最近的一年业绩中，大约一半的责任制医疗组织将成本保持在预设的目标基准之下，31% 的成本保持在低于结余的门槛。几乎所有的责任制医疗组织平均质量指标都有所提高。
开拓者项目（Pioneer）	类似于医疗共享结余项目，经济成本增加，但结余也有更高的回报。	从最初的 32 个责任制医疗组织减少到 9 个，质量显著提升，只有一半的结余共享。
下一代项目（Next Generation）	与开拓者项目和医疗共享结余项目计划相比，获得资金支付的概率更高，同时风险和回报也更高。	于 2017 年开始。

＊还有第四种类型的责任制医疗组织，即先进的支付型责任制医疗组织，它基本上是为收取前期费用的农村医疗组织提供的 MSSP 计划。

未来的处方

2016 年，责任制医疗组织必须评估 34 项指标上的绩效表现，比如高血压的筛查与治疗，以及抑郁症的筛查。相应的激励是，责任制医疗组织若达到质量目标，并将成本控制在基于患者人口预先设定的总体预算内，将获得付费。

迄今为止，共有 400 多个联邦医保责任制医疗组织，覆盖 800 多万联邦医保参保者。还有大约 700 个责任制医疗组织向购买私人保险的患者提供医疗服务。总体来说，责任制医疗服务组织改善了患者的医疗质量，但它们的财务绩效喜忧参半。重要的是，一个责任制医疗组织运作的时间越长，就越有可能实现成本结余。

无论其最终影响如何，《奥巴马医改法案》推出的责任制医疗组织模式都是美国医疗服务体系从按服务项目付费模式转向支付与质量提升和成本控制挂钩的重要一步。

联邦医疗保险与医疗补助创新中心

《奥巴马医改法案》的起草者可能没有预料到能可靠地改善医疗质量和控制成本的所有可能的支付模式和医疗服务体系改革模式。因此，美国国会明智地在联邦医疗保险管理中心（CMS）设立一个有权力也有资源测试各种支付和医疗服务新模式的机构，从而实现了创新的制度化。这个机构便是联邦医疗保险与医疗补助创新中心（以下简称 CMMI）。如《奥巴马医改法案》第 3012 节所云，"CMMI 的宗旨是测试新型的支付模式和医疗服务模式，降低项目的支出……同时维持或提升医疗服务的质量"。为了完成这项使命，法案拨给 CMMI 100 亿美元的预算。

CMMI 的设立及拨付的丰富资源，发出了一个强烈的信号，联邦政府在寻找能提升联邦医保价值的按服务项目付费替代方案方面，真下功夫了。它的项目提供了各种支付方式框架，帮助医生和其他医疗组织采取改善质量和降低成本的举措。

美国国会授予一个机构本应需要立法方可获得的决策权，是极不寻常的。通常，只有在决策很重要，而且正确的政策方案面临巨大的政治挑战时，才会这么做。在《奥巴马医改法案》第3021节中，美国国会授予健康与人类服务部（HHS）部长一个权力，无须经国会立法授权他就可以实施任何由 CMMI 发起的、会对联邦医疗保险和医疗补助产生永久性政策变革项目。为实施这样一项涉及整个医疗体系的变革，健康与人类服务部精算办公室必须审查该项目的独立评估，并确认支付或其他变革（若被推广）会产生以下三个结果之一：（1）改善质量而不增加联邦医疗保险或医疗补助的成本；（2）保持质量不变但节省了成本；（3）既提升了质量又节省了成本。

这项权力极为重要，却被人们低估了。它有助于说服医生、医院及其他医疗服务者，如果他们作为 CMMI 的示范和实验项目获得成功，这个项目就可能成为永久性的政策方案。简而言之，如果一个责任制医疗组织示范项目或一个打包支付项目节约了成本，它将会被制度化。该条款降低了医疗保健组织投资于服务模式转型的风险。

迄今为止，健康与人类服务部部长只援引过 3021 节一次，这是为了设计一个从 2018 年开始支付的糖尿病预防计划（DPP）。我们不清楚特朗普政府对 CMMI 和此项政策的看法。但是，新任健康与人类服务部部长汤姆·普赖斯（Tom Price）直言不讳地表达了自己对 CMMI 的敌意，只是不清楚那些似乎更聚焦于平价和实现高价值医疗的人是否也是这样厌恶它。假如 CMMI 不被特朗普政府取消，而且继续行使在全美实施示范项目的权力，医生和医院将进一步确信，支付方式和医疗服务体系变革就不仅仅是花言巧语，而是真刀真枪的。

重复住院政策

多年来，有 20% 的联邦医保患者会在出院 30 天内重复住院。社区医院甚至美国某些最知名的医院均是如此。数据显示，如果患者院后管理做得更好，且患者的家庭医生在出院后数天内探视患者，这一比例可以被降低。然而，不幸的是，医院与出院患者之间几乎没有联系。医院常常不通知家庭医生就让患者出院了。有时候，家庭医生会收到通知，但未能及时复查。即使在出院数日内预约了家庭医生，患者往往也未能现身。因此，年复一年，重复住院率居高不下。

《奥巴马医改法案》试图通过对重复住院率高的医院实行经济惩罚来改变这些习惯。起初，惩罚适用于急性病住院患者、心力衰竭患者或急性肺炎患者的重复住院。后来，罚款被延伸到包括臀部或膝盖置换手术以及肺气肿的重复住院，但仍将计划中的重复住院排除在外（比如因为心绞痛住院后做的心脏手术和导尿术）。立法将罚款从联邦医保付费的 1% 涨到 2015 年及以后的3%。医院的利润率目前平均为2.2%,这是很严厉的财务惩罚。

此项政策已经对医疗质量产生了积极影响。《新英格兰医学杂志》2016年发表的一项评估发现,急性心脏病发作、心力衰竭和急性肺炎患者的重复住院比例从2007年的21.5%下降到2015年的17.8%。此外,同期内所有其他疾病的重复住院比例也下降了。这不是《奥巴马医改法案》出台之前就存在的下降趋势的延续;作者们指出,"重复住院在2010年4月《奥巴马医改法案》通过之后开始更快速地下降"。遗憾的是,自2012年以后下降率确实慢下来了,这表明情况可能正在逆转。然而,这项政策已经导致医院转向确保患者出院时更愿意与家庭医生协同,而且糟糕的质量和昂贵的成本得到了遏制。

院内感染疾病

美国疾控中心(CDC)估计,5%的患者在住院期间感染,每年有多达2.3万人死于院内感染。这不仅说明了糟糕的质量,而且意味着昂贵的医疗费用。比如,上呼吸机时感染的急性肺炎让一次本来很普通的医院账单增加了2万多美元。感染只是住院患者遭遇的可预防性伤害的一种。据估计,2010年"美国成年人出院人次大约为3 280万,其中约480万人次遭遇了院内感染"。这显然是个严重问题。然而,由于诊治这些感染和其他并发症医院也会得到费用支付,因此他们缺乏解决这一问题的经济激励。

为了让医院认真考虑这一问题,《奥巴马医改法案》第3008

节对排在最后 25% 表现最差的医院进行惩罚，这些医院的总联邦医保付费将被扣减 1%，并在政府办的网站 Hospital Compare 上公开通报。除院内感染外，还要对医院褥疮、摔倒、用错药及其他可预防的并发症进行评估。跟重复住院政策类似，这笔罚款是法律和政策的改变，而不仅仅是示范项目。换言之，这是一项永久性变革。

院染疾病政策于 2014 年 10 月 1 日生效。2015 年，在 3 308 家受此项政策影响的医院中，有 758 家受到惩罚。其中超过一半属于重犯。有趣的是，一些美国最著名的医院——像斯坦福、丹佛健康医疗中心以及梅奥诊所的两家附属医院——均在受罚之列。

这项政策通过减少医保付费使医院重视提高医疗质量，尤其是减少对患者的昂贵和可预防的伤害。这是《奥巴马医改法案》为将医保付费与医疗质量（而不仅仅是医院收治患者的数量）挂钩迈出的又一步。

自 2010 年通过以来，《奥巴马医改法案》已为医疗服务模式转型奠定了政策基础。《奥巴马医改法案》只是开始。随后的政策变革强化和放大了这种变革。

打包付费助力专科医疗服务转型

如果说按服务项目付费是按照点餐付费，打包付费就类似于固定付费的自助餐。打包付费即为对一个特定的医疗服务流程预付一笔固定的费用。它包括了给医生和医院的所有支付，有时还包含院后治疗及其他服务的支付。比如，对髋关节置换术的打包付费可能覆盖术前评估、外科医生、麻醉师、人工髋关节、医院手术间、医院食宿、重症监护病房、检查检验以及任何其他医院成本（比如输血、院后康复服务，以及术后感染之类并发症带来的成本）。

打包付费背后有两个主要思想。首先，由于只能获得一笔打包付费，医生和医院必须协同好医疗服务并降低单位成本以保持它们的总成本低于固定的医保支付金额。其次，打包付费使得医院和医生自己承担院内感染及其他并发症的成本，使得医生和医院有动力将医疗服务流程标准化并主动测度、报告和提升医疗质量。

在实施《奥巴马医改法案》之前，实验已经展示了打包付费在提升质量和降低成本上的潜力。比如，2009年1月，负责监控联邦医保的联邦医疗保险管理中心发起了一个名为急性病病种（ACE）的打包付费行动。这是一个包括11家医院的37个心脏和整形手术（比如心脏搭桥手术、心脏支架、起搏器以及髋关节置换）的示范项目。这个急性病病种示范项目平均为每个患者节约了319美元（共有12 501个病例）。

2009年在白宫效力的时候，本人提出在《奥巴马医改法案》中增加一个条款，要求联邦医疗保险管理中心至少实施五个打包付费项目。遗憾的是，联邦医疗保险管理中心反对立法强制实行打包付费，理由是很少有医生和医院愿意接受这种一刀切式的新型付费方式。

我输了。《奥巴马医改法案》当中没有任何条款要求将打包

未来的处方

付费变成联邦医保付费模式的常规方式。然而，过去几年来，CMMI 已经宣布了四个重要的打包付费项目（参见表 2.3）。

表 2.3 四大打包付费项目

项目	简介	强制/自愿	启动时间	参与人数
打包付费改进项目（BPCI）	为住院服务和后续服务提供 4 种分期付款模式，主要的打包付费包括髋关节和膝关节置换术、充血性心力衰竭和慢性阻塞性肺病。	自愿	2013.04（模式1）2013.10（模式 2、3、4）	模式1：1人模式2：649人模式3：862人模式4：10人
关节置换术的综合治疗（CJR）	分期付款包括住院的髋关节和膝关节置换服务，涉及医生费用和90天的院后医疗费用。2016 年 8 月，联邦医疗保险管理中心扩大了范围，囊括了髋部骨折和股骨骨折。	强制	2016.01	67 个地区，包括近 800 家医院
肿瘤治疗模式（OCM）	化疗的 6 个月分期付款，包括服务费和 2 笔奖金支付：(1) 每人每月 160 美元的协同治疗费用；(2) 与质量和降低患者医疗总成本有关的绩效支付。	自愿	2016.07.01	194 个肿瘤患者和 16 个商业保险公司
心脏病打包付费	CABG 和 AMI* 的打包付费包括住院服务和出院后 90 天的内科医生服务。联邦医疗保险管理中心设置为以质量为目标调整的基准价格。那些优质低价的医院会获得奖金，而超过目标价格的医院必须把钱还清。	强制	2017.07	98 个地区（待考证）

* CABG：冠状动脉旁路移植术；AMI：急性心肌梗死。

第二章 变革的动因

2015年7月,联邦医疗保险管理中心设立了"关节置换术的综合治疗",这是一个涵盖髋关节和膝关节置换手术的打包付费项目。"关节置换术的综合治疗"在三个方面实现了重要突破。首先,这种付费方式包括住院服务、医生费用以及90天的院后治疗。这激励医院提高医疗质量,因为在这种付费模式下,医院自己承担患者各种并发症(如手术室感染、急症室门诊以及90天内重复住院)的诊疗成本。其次,"关节置换术的综合治疗"鼓励改革院后治疗(所谓后急诊医疗),这是一个公认存在极大差异而且高成本、难以通过质量提升来解释的医疗领域。再次,"关节置换术的综合治疗"是第一个强制示范项目。它要求近800家医院参与这个打包付费试点。这明确地向所有医院和医生(包括专科医生和外科医生)传达了一个信号,就是医保付费方式在发生真正的变革,他们必须开始聚焦于医疗模式转型了。对这些数量庞大而且高盈利的手术,医疗模式转型不再只是可有可无的。

"关节置换术的综合治疗"是一大突破,但它还有三个明显的局限性。其一是它只是向医院付费,而不是任何能提供这种手术和后急诊服务的医疗保健组织。这赋予医院更强的费用谈判能力。其二,"关节置换术的综合治疗"不允许在成本更低的日间手术中心做手术,后者越来越多地被用于关节置换手术。最后,很多人担心打包付费在降低每单位服务成本的同时,又形成了诱导医疗保健组织增加医疗服务包数量的经济激励。

第二个打包付费尝试是肿瘤治疗模式(OCM)。"关节置换术的综合治疗"聚焦于高成本手术专科,肿瘤治疗模式则将打包付费应用于高成本的医疗专科——肿瘤治疗。肿瘤治疗模式首先是对整个化疗过程进行付费,包括随后 6 个月的治疗。参与的诊所必须提供更加以患者为中心的医疗。这包括配备一名 7 天 24 小时随时待命的临床医师(一名医生或执业护士),负责实时查看患者的记录,开发一份设定具体治疗目标的医疗计划(比如,目的是治愈癌症还是姑息治疗)以及更高级的治疗规划。为确保高质量的医疗,诊所还必须保证自己的化疗与国家指南一致,比如"美国综合癌症网络"制定的优先化疗方案。

肿瘤治疗模式具备多项优势。首先,它瞄准高成本的医学专科,因此表达了政府让所有医生,而不只是家庭医生,致力于服务模式转型的兴趣。其次,在肿瘤治疗模式中,肿瘤专科医生降低患者的总医疗成本可以获得经济收益。因此,他们有经济动力提出有成本效益的治疗方式,而不只是选择更低成本的化疗方案。肿瘤专科医生可以改变自己对化疗副作用的治疗方式,并选择提供更低成本但仍然临床有效的放射服务,通过和放射肿瘤专科医生合作。再次,联邦医疗保险管理中心与 16 个商业保险机构合伙汇总更多医保付费,提高了肿瘤专科医生转型实践的经济激励。总共有 190 个肿瘤诊所(包括 1 000 多名肿瘤专科医生)参与肿瘤治疗模式。这占美国肿瘤专科医生总数的 1/10 以上。

最近的 2016 年 8 月,联邦医疗保险管理中心宣布要对两类心脏手术设立一个强制打包付费方式:冠状动脉旁路移植术和急性心肌梗死。这种打包付费的优势是同时聚焦于高成本的手术和高付费的专科医生。

第二章 变革的动因

MACRA 将医疗服务模式转型制度化

尽管《奥巴马医改法案》吸引了人们对医疗政策的大部分注意力，但它并非奥巴马总统签署的唯一的重大医疗保健立法。2015年4月16日，美国国会通过了另外一项低调得多但赢得两党压倒性支持的重要立法：MACRA 在美国参议院赢得了92票，并撤销了造成混乱的"持续增长率"（SGR）准则。该准则一度决定了联邦医保给医生的支付额每年可以改变多少。取代它的 MACRA 则允许医生的未来收费增长，但它的做法——虽然有点复杂——对激励医疗服务转型到更优质更低成本模式形成了强大的激励。

原来的法案规定，从2016年到2019年，给医生的付费每年将增长0.5%，而且不与医生改善医疗或降低成本的任何要求挂钩。很多专家反对这种不跟医生谈任何交换条件的付费增长。于是，MACRA 确立了一种复杂的支付机制，医生得到的付费未来的增长将与质量提升和更审慎的资源利用挂钩。

法案中给出的默认付费方式是一套绩效激励型医保付费体系（以下简称 MIPS）。它适用于所有继续按传统服务项目收费的医生。MACRA 将联邦医保的质量与价值计划简化为一个 MIPS 得分。将联邦医保原来的多个小规模奖励项目（比如医生质量报告计划）改为一个项目，这就是 MIPS。

MIPS 基于四方面的绩效给每个医生打分：质量、成本、电子病历以及临床实践改善活动。这些不同方面加权为一个 MIPS 得分，并且加权方式会动态变化，越往后越强调资源利用效率。基于各人的 MIPS 得分，一名医生得到的联邦医保付费将被提高或扣减。比如，一名绩效好的医生 2019 年得到的联邦医保付费最高可以上涨 4%。到 2022 年，联邦医保付费的最大变动比例会继续提高到 9%。重要的是，MIPS 对医生付费的改变是预算中性的，也就是说绩效高的医生拿到的奖励与绩效差的医生被扣除的付费相等，即整个联邦医保付费不会变化。

另一种医保付费方式是备选型付费模式（简称 APM），这适用于那些愿意接受风险型付费方式的医生，比如参与 "下一代责任制医疗组织" 的家庭医生，或者选择某种打包付费模式（类似于前面提到的 "关节置换术的综合治疗"）的专科医生。选择备选型付费模式的医生要满足一定的条件，这些医生不仅分享医保付费形成的结余，还必须承担一定的医保付费下限风险，也就是说，他们必须承担经济责任，要退回任何超过目标价格或人头费的成本。此外，医生还必须使用电子病历，并且付费与质量指标挂钩。

MACRA 安排了用来吸引医生加入备选型付费模式的激励措施。2019—2024 年，备选型付费模式下的医生得到的付费每年将有 5% 的奖励。比如，加入 "关节置换术的综合治疗" 打包付费计划的髋关节置换外科医生，五年内每年的付费标准将增长 5%。这是巨大的增长和强大的激励。重要的是，MACRA 并未改变备选型付费模式中的其他付费，这使得这种付费方式能够真正激励医生提升质量和降低成本。

MACRA 明确尝试了两件事。首先，它将联邦医保付费与质量和价值紧密挂钩。更重要的是，它鼓励医生转向需要承担超支风险并接受医疗质量评估的备选型付费模式。这种政策偏好体现在对选择加入备选型付费模式的医生2019—2024年的费用表附带的每年5%的奖励上。

MACRA与《奥巴马医改法案》是独立的。这是两党都认同的唯一立法，新任健康与人类服务部部长汤姆·普赖斯是该法案的拥护者。即便共和党人废除《奥巴马医改法案》的部分条款，MACRA仍然会存在。更重要的是，MACRA的运作方式还巩固了责任制医疗组织和打包付费的使用。两党支持与《奥巴马医改法案》付费模式变革的结合意味着，无论《奥巴马医改法案》发生什么变化，医疗组织转型的激励都会持续存在。除此以外，由于其中一个付费方式必然牵涉到CMMI根据《奥巴马医改法案》授权领衔的备选型付费模式，CMMI发起的支付模式改革似乎可以继续。无论是撤销还是取代，这些为医疗服务模式转型奠定基础的政策元素都会继续保留。

语言与心态的改变是什么意思？

在《奥巴马医改法案》颁布以后，很多医生和医院主管抱怨说，他们仿佛坐在航行方向相反的两艘船里。医保对他们的主要付费方式仍然是按服务项目付费，这激励他们多做高边际费用的医疗服务。与此同时，他们又被鼓励转型医疗服务模式，提供高价值医疗。很多人认为这种做法站不住脚。如果他们真的转型医疗流程，不仅必须投入巨资，而且还要牺牲收入，因为他们的联邦医保和商业保险支付计划明显更依赖于按服务项目付费模式。在大部分激励变换到风险激励之前，他们不会全心全意地转型自己的医疗模式。

2016年夏季是这场争论的重要转折点。MACRA已经通过了，给所有医生提供了2019年开始转型医疗模式的经济激励。几个月之后，联邦医疗保险管理中心宣布对冠状动脉旁路移植术和急性心肌梗死强制推行心脏病打包付费。此后，情况发生了变化。正如一家咨询公司（Advisory Board）所云，"冲击波击中了心血管医疗服务界"。很多专家也表示，这项举措最终标志着期待已久的"从按服务项目付费转向备选型付费模式的引爆点"到了。

简言之，2016年，医保付费模式变革终于超越了试验阶段。真正的变革开始了。问题已经不再是系统是否会变革，而是变革正在发生。随着MACRA的通过，变革已经开弓没有回头箭。事实上，咨询机构已经在谈论医生和医院主管不得不改变心态了。现在，医生和医院主管在设计战略规划和优先投资重点时可能必须考虑医保支付变革问题了。毫无疑问，对新的医疗类型，医疗服务者"现在必须投资建立数据分析基础设施、培育成本管理规定和医疗协同能力"。

一个值得关注的结果是，医疗服务体系中的每个人——无论是医生、医院主管、护士、医保支付者、器械或药品生产商，抑或医疗设备供应商——都得开始学会用"新语言"说话。如今，他们都习惯在自己的标准宣传、幻灯片或论据中加入服务模式转型的词汇，比如"三重目标""基于价值的医疗""基于价值的支付模式""人头费""人口健康""以患者为中心的医疗"等。自 2016 年中期开始,这些词语已经成为美国医疗保健领域的标准语言。

习惯于这些词语和概念很重要。但是,它们究竟是什么意思?

我们当然可以给出正式定义(参见表 2.4),但真正的问题是:新行业术语的基本含义是什么?一个医生诊所或跨专科集团怎么才能做到"以患者为中心"?医生诊所究竟必须采取什么新举措才能提供"基于价值的医疗"?向服务人群提供"健康"又必须做什么?医疗转型必须有哪些配套的管理和财务政策?下一章的目的就是要回答这里的最后一个问题,然后我们再考虑高效医疗组织的 12 项转型实践。

表 2.4 转型的专业术语

词组	释义
三重目标	2008 年的一篇文章首次描述了医疗保健组织应同时优化三个目标:(1)改善人口健康,(2)降低人均成本,(3)改善患者的就诊体验。
基于价值的支付模式	付款人为提高医疗质量或降低成本或两者兼顾来提升效用而实施的策略。基于价值的付费模式包括责任制医疗组织支付、绩效支付和打包支付。
备选型付费模式	联邦医疗保险管理中心使用这一方式来进行除服务费之外的任何付款,将有助于实现到 2018 年将 50% 的联邦医疗保险管理中心付款从服务费中扣除的目标。这些付费模式包括打包付费和包含共享结余的责任制医疗组织付费。
人头费	每个患者支付的固定费用,通常是针对覆盖患者所有服务的家庭医生,包括问诊、病历管理和行为健康服务。
基于价值的医疗	这种医疗服务是对"基于价值的支付模式"的回应,旨在改善医疗效果,降低医疗成本。

未来的处方

续表

词组	释义
以患者为中心的医疗	这是一种旨在通过对患者的需求、偏好和对医疗的认识进行精准识别来增强患者体验的医疗服务。通常它侧重于六个核心要素：(1) 医学知识共享，(2) 家人和朋友的参与，(3) 协作团队医疗，(4) 精神和非医学方面的诊疗，(5) 尊重患者偏好，(6) 为患者开放获取医疗信息。
人口健康	目的不仅在于改善个体患者的健康，而且改善全社会人口的健康，通常不仅包括出现在医生诊所的患者，还包括医疗保健组织之外的患者，不仅关注临床干预，还包括公共卫生以及影响健康的环境和其他因素。

第三章 转型的 6 个基本要素

向任何从事医疗的人询问医疗服务机构转型需要做什么，他们很可能会列出三个必要元素：领导力、文化与数据。不对。这些元素的确重要，甚至必不可少，但单靠它们不足以催化诊所或医疗服务体系真正转型。事实上，我们发现转型其实有 6 个基本要素（参见表 3.1）。

表 3.1 转型的 6 个基本要素

要素	简介和举例
催化危机	一种濒临死亡的经历，让人们相信变革的风险远远小于一成不变面临的风险。 2008 年，美国凯撒健康计划和医疗集团（以下简称凯撒集团，Kaiser Permanente）旗下"大西洋中部"集团的成员数量下降，声誉不佳，由于投资不足，利润率下降到最低，因此濒临破产，将被关闭。之后，它被凯撒旗下的"加州北部"医疗集团接管并翻身。

未来的处方

续表

要素	简介和举例
领导力	一个人或团队能够明确组织的新方向和战略,并决定工作进程,这样的能力可被称为"领导力"。这一技能由9个最低临界值要求组成,但区别于其他最关键的技能是情商。 谢尔登·津伯格(Sheldon Zinberg)是一位富有魅力的领导者,他产生了许多颠覆性的想法。他于1991年创立了CareMore,致力于为体弱的老年患者提供协同治疗。他还率先建立了运动设施场所,在诊所附近创办Nifty after Fifty,将个性化的锻炼和预防计划整合到老年人医疗中。
文化、治理和医生参与	让员工复归其工作方向的隐含或明确的企业家精神。它由6个方面组成:愿景、价值观、实践、人员、叙述和场所。 韦斯特医疗集团授权其医生开发自己管理常见病症(如心房颤动)的实践指南以确保高质量的治疗,并让他们对自己的工作负责。还有意识地创造了具有"禅宗"的视觉和听觉体验的等候室,通过电视屏幕显示平静的自然照片并保持安静。
数据	所有医疗机构都需要至少5种类型的数据:(1)保险数据,(2)实验室数据,(3)成像数据,(4)药房数据,(5)医院入院的临床数据。这些数据对于识别医疗缺口、过高成本以及医生和其他医护人员的绩效至关重要。 爱德维科特(Advocate)医疗保健组织的工作人员定期考核医生,与其他医生和国家基准对比以评估他们的工作。
医生管理的一致性	在临床医生和运营部门之间确保财务和绩效的一致性,通过前线的投入和运营能力确保转型实践的有效实施。 迪恩诊所(Dean Clinic)创建了明确的医生管理二人组,将诊所医生与诊所经理配对。经理掌管财务、硬件、IT和人力资源,可以改变就医流程。医生能够识别转型,以提高质量或降低成本。
财务危机	通常通过风险合同创建财务激励,对提高质量、降低成本和提升患者体验的业绩进行奖励。通常通过风险分担合同,但也可以通过创造性的收费服务实现收益共享。 凯撒大西洋中部集团是一个综合的服务供给系统,承担溢价带来的全部风险。许多其他组织通过开展医疗保险优先项目或医疗保险优先项目的资金安排来降低财务风险。

有些是转型必需的。比如，若没有领导力和（至少）某些数据，我们很难想象任何组织能实现转型。若无外部危机，期待一个医疗保健组织会转型同样是咄咄怪事（尽管并非不可能）。但是，所有6个元素并非都是严格必需的。几乎实现转型的所有组织都对其患者的健康承担了部分或全部经济风险，有些在按服务项目付费体系下仍然实现了转型，这主要是通过审慎的合同谈判。有些组织甚至没有明显改变对医生的付费方式，继续让医生免受任何经济风险，而是靠其他方式让他们的医生参与到转型过程中来。

不同组织更强调和依靠某些元素。比如，纽约州韦斯特切斯特一家由350名医生组建的跨专科医生集团韦斯特医疗就格外强调治理（或称"医生自治"）。总部位于威斯康星州麦迪逊的迪恩诊所，则更强调医生要与管理保持一致。因此，对不同的组织，不同元素在它们的转型中发挥着关键作用。

这6个转型的基本要素可以大体根据时机划分为两大类，也就是一项元素是在转型过程之前，还是在转型过程之中发生。一次催化性危机和领导力是转型过程开始的关键，但医生与管理保持一致和医生薪酬要在转型过程中精心设计。

一次催化性危机

牛顿第一定律说，静止的物体若无外力作用，将会保持静止。在行为经济学中，这被称为"惯性"或"现状偏差"。惯性对人类的意义，如同对无生命的物体。我们发现，持久变革总是难以实现。我们对此心知肚明，因为我们每年新年许下的许多宏愿往往最后都落空了。我们只有在特定时刻才会决心变革，而且偶尔才能成功地把它们固化为习惯。只有危机——比如得了一场大病或被诊断出大病——才可能导致生活方式真正改变。一场危机让我们认识到因循守旧比锐意革新更危险或代价更高，从而赋予我们变革的动力。

因此，除非迫不得已，否则几乎没有既有的医生诊所或医疗服务组织——作为在位者——愿意主动转型自己的医疗服务方式。一个利润率（或者非营利医院的收益"边际"）达到5%或7%而且基于支付合同预期不远的将来能继续赚到数十亿美元利润的医院系统，是不会轻易主动转型的。日子过得太滋润了。同理，一个让医生赚到满意的薪水而且工作条件舒适的医生诊所，既不会急着改变自己的医疗服务方式，也不会重新设置自己的医疗流程。这样的转型比较费劲，除非绝对必要，否则何必在这上头浪费时间和资源呢？

当一切一帆风顺时，几乎没人会主动变革。何必呢？因此，他们必定是不得已才变革。全世界最著名的变革研究者之一约翰·科特（John Kotter）曾说过：

> 当商业绩效良好时……要说服人们变革难上加难……用一家欧洲大公司前CEO（首席执行官）的话来讲，激发变革的唯一方式"是让维持现状看起来比驶入未知世界更可怕"……当警报声不够响亮时，转型是无法成功的。

第三章 转型的6个基本要素

诱发一家诊所或医疗服务体系完全转型的这种力量是一种陷入"濒死"状态的外来体验。情况必须糟得连维持诊所或组织生存都成问题了才行。

这种危机感，正是对迪恩诊所经历的典型刻画。迪恩健康计划（Dean Health Plan）——该组织的保险分支——根据威斯康星州立法设立于20世纪80年代。为打破蓝十字和蓝盾计划的束缚，该州强制规定，必须给所有工人提供一个健康维护组织（HMO）选项。该州有8~9家诊所开始提供健康维护组织，包括威斯康星州首府麦迪逊的3个。于是，由迪恩诊所——该组织的医疗保健组织——的医生拥有的迪恩健康计划应运而生。起初，只有迪恩诊所服务过的患者加入这个健康计划；保险产品的总投保人数还不到2万人。参保人数逐年稳定增加，但没有任何大的起色。一名迪恩主管说，"头5年或10年，我们的角色完全是吸引患者"。

然后，在2004—2005年，危机降临。迪恩健康集团（DHS）经历了两个"歉收"年份，蒙受了巨额亏损。财务难题暴露出其治理结构的功能紊乱特征。当时，它有两套完全独立的董事会班子，分别服务于迪恩健康集团和迪恩诊所。整个组织的董事会本身就有点失常，因为根本没有董事会。一名迪恩行政主管回忆了当时的管理混乱局面：

> 只跟大家讲讲当时的情形有多紧急，健康集团和迪恩诊所各有一套董事会。CEO要向健康集团的董事会汇报，首席行政主管则向迪恩诊所的董事会汇报。这完全莫名其妙。领导团队缺少清晰的责任划分。比如，在这种双重治理结构下，

首席行政官不向 CEO 汇报。尽管高层管理者都才华横溢，但无法形成合力。他们都是能干的个体，却不属于一个拥有明确目标和清晰绩效指标的团队。

于是玩世不恭之风开始盛行，因为很多人觉得决策是"受个人和股东（医生）驱动，而不是为了迪恩诊所的集体利益"。随着迪恩诊所开始亏损，下面这一点变得清楚起来，即管理糟糕、管理团队缺乏凝聚力至少要对此负责。

为了扭转危局，迪恩意识到必须变革了。两套董事会合成了一套，董事会主席和 CEO 的角色分立。领导团队也被撤销了："CEO 离职了，我们的首席医疗官也离职了……5 个高管中有 4 个先后离职，只有首席财务官留了下来。"董事会和新的高管团队提出了一个新的五年规划，重点是要实现组织转型。这个管理团队描述了转型是如何开展的：

> 这就好比你整个人就要跌落悬崖了。我们是不变不行了，而且要巨大变革。我们其实不确定自己究竟要去向何方。当时并不是"我知道这么做就有好结果"这种情形，你只知道自己如果不变，迪恩就不存在了。我们清楚我们需要朝着正确的方向前进。

究竟什么是"正确的方向"？财务损失提醒迪恩必须集中整个系统的力量改善自己的成本结构，同时保持高质量。简言之，迪恩意识到自己必须强调高价值医疗：

> 2006 年，当我们刚踏上这段旅途时，我们做了一个包含

五大任务的战略规划。我们真的审视了所谓的价值模型。我们向来看重五大目标：临床质量、合适的成本，还有服务方面以及雇员和人员的内部满意度。那是我们过去10年来一直坚持的。

如今，迪恩是全美排名最高的健康维护组织之一。它是五星级的联邦医疗保险优先项目（Medicare Advantage），全美只有另外12个医疗保险项目享有这一殊荣。此外，J. D. Power第二次将迪恩列为明尼苏达—威斯康星地区最佳健康保险项目。如果加上迪恩还是威斯康星州健康保险交易所里成本最低的白银级保险项目，这就更令人油然而生敬意了。总而言之，迪恩在面临危机时实现了一次相当成功的转型。

跟迪恩一样，凯撒大西洋中部医疗集团也有过一段"濒死"的经历。到2008年，这个在生死线上挣扎的集团主动将自己交给凯撒旗下的加州北部医疗集团接管。"大西洋中部医疗集团的领导层做了一个勇敢的选择。它们主动让自己下岗，并寻求帮助，因为他们已经陷入绝境。"它是怎么走到这一步的呢？

自20世纪80年代以来，凯撒集团就在华盛顿—哥伦比亚特区、马里兰—弗吉尼亚地区设立了分部，但从未像它在加州和俄勒冈州那么顺利（参阅第八章）。到2008年，由于多年的管理失误、缺少战略愿景以及长期投资不足，导致凯撒集团至今记忆犹新的危机：

参加这个医疗保险项目的人数开始下降，而且大约10年来逐年都在持续下降。凯撒大西洋中部集团在市场上口碑很差。该集团勉强维持着其收益目标，非常低的收益目标，但它是通过非常糟糕的内部投资做到这一点的。在设施和人员身上没有投资。比如，家庭医生数量完全不足，医疗集团的管理架构也杂乱无章、功能失调。在转型之前，你是弗吉尼亚州的过敏症专科医生，却要向巴尔的摩的某人汇报工作，后者与你素昧平生，而且有点"眼不见，心不烦"的样子。你不清楚自己受谁领导，也不认识被你领导的人。

除非急剧变革，否则凯撒大西洋中部集团将会破产。2008年，博纳戴特·洛夫斯特（Bernadette Loftus）博士，一名头颈部外科医生，被凯撒加州北部医疗集团派去主管该地区。洛夫斯特发起了各种各样的变革，并根据紧迫性安排优先级。其中一项变革的重点是雇用更多家庭医生，将每名内科医生或家庭医生负责管理的患者规模降低到大约1 950人。这使得患者可以随时预约到家庭医生，同时让医生有充分的时间给患者看病。新团队还聚焦于改善专科医疗。洛夫斯特是这样解释的：

> 本地区的患者看专科医生的难度非常高。他们自己觉得自己需要看专科医生时就想看专科医生，而不管从医疗技术角度看这是否必要，他们认为这无关紧要。因此，解决这个问题的关键是有效缓解这些患者的焦虑，不能让他们在我们这个医疗服务系统中四处乱撞来回瞎折腾，搞得他们火冒三丈。

然后，洛夫斯特带领团队转战到绩效指标改善上，而且通过这样的变革提升了医疗质量。

如今，凯撒大西洋中部集团已是一家五星级的联邦医保优先项目，多项质量指标在 NCQA 排行榜上排名全美第一——它所服务的会员超过 90% 高血压得到控制，超过 90% 的适龄妇女接受了乳腺癌筛查。根据 J. D. Power 的数据，凯撒大西洋中部集团是大西洋中部各州商业健康项目中会员总体满意度最高的。该组织也是在危机压力下被迫成功转型的案例。

对前述纽约州韦斯特切斯特郡那家名为韦斯特医疗的集团而言，它面临的"危机"是管理式医疗组织在 20 世纪 90 年代初的繁盛，同时也是"希拉里医疗"，即克林顿医疗改革方案的威胁所致。韦斯特医疗的首席执行官是这样解释的：

> 20 世纪 90 年代初，我们以为美国将转向完全基于价值的医疗体系……在我看来确凿无疑的是，随着管理式医疗扩张，以及克林顿政府提出了新医改，某种按人头付费形式的医保支付方式呼之欲出。对医疗保健组织来说唯一可行的出路便是聚焦于成本降低和质量提升，因为医生将对医疗总成本负责。

其后克林顿医改方案夭折了。管理式医疗也遭遇到强烈抵制。在很多集团还惊魂未定之际，韦斯特医疗已经毅然踏上了转型之路。施瓦茨这样描述当时的情形，"我们为参加毕业舞会化好了妆，而且坚持了 20 年。你可以想象现在我的紧身胸衣都成什么样子了"。韦斯特医疗也许过早预感到了自己的"危机"，但它们提早进行的变革最终创造了奇迹。

由于《奥巴马医改法案》发起的政策变革以及政府随后采取的行动，新玩家已经入场提供更优质的家庭医生服务。这些新进入者包括像 Iora 医疗集团、VillageMD 和 Aledade 这样的医疗健康集团。作为新进入者，它们不是在应对内部危机，而是在应对更宏大的医疗环境中的危机，即医疗服务的绩效不达标和老百姓负担不起。这些新公司试图在创新匮乏和医疗质量、成本、患者体验都极不满意的低迷医疗服务氛围下走出一条新路。

领导力

领导力是转型的另一个绝对必要因素。即便面对危机，转型必需的步骤也不会自然而然地发生。在无人领导的情况下，很难想象一个诊所或者医疗组织会怎样自然地实施转型。必须有人推动变革并决定变革的方向。必须有人每天唤醒大家，判断变革发生必须做什么，并告诉大家这么做。从这个意义上讲，领导力关乎的是高水平的战略愿景和方向，它让大船浮在水面，与管理是两回事。用科特的话讲：

> 管理者的任务是把风险控制到最小，并让现有体系继续运转。变革，按照定义，必须创造新体系，这总是要依靠领导力。

因此，领导力是极其重要的，但这不等于说有了领导力一个组织就会转型。领导力固然必不可少，但并不充分，据我们所知，还有其他基本要素。但是，领导力的确看起来是转型基本要素之一。每个成功的诊所或医疗组织都有一名或多名领导者带领大家变革，最终实现组织转型。

领导者在本书中的形象体现了两个关键属性，它们是专家发现的对成功领导一个组织非常关键的特质：分析技能和情商。

具备分析技能的领导者能够为自己的诊所或医疗保健组织想象到有说服力的长期战略愿景，并将其传达给下属。他们看到美国医疗服务体系的未来，以及自己的诊所或医疗保健组织必须怎么做才能在未来成功。此外，他们能有效地确定事情的轻重缓急，不指望一下子办成所有事情。他们清楚必须怎么启动转型，下一步如何推动转型，再一步如何继续转型。就像洛夫斯特强调的，凯撒大西洋中部医疗集团必须确定先处理的优先任务：

> 2008年，这个地区正在走下坡路……我认为这里面存在领导无方问题。你知道，领导者会遭遇滑铁卢。这里还缺少经营一个医疗服务体系必须做的基本拦截和应对能力。因此，我们的工作顺序是先做分析、领导力再造、家庭医生雇用、专科医生可及性提升，然后才考虑质量升级。

在解决医疗质量和医院合同之前，洛夫斯特先聚焦于最紧迫的问题——家庭医生服务、领导力和数据分析。在这些变革实施以后，凯撒大西洋中部医疗集团把重点转向理解如何才能实现自己的目标。如今，它对统计和病历数据了如指掌，因此清楚组织在哪里成功实现了自己的目标，在哪里没做好，必须改进。

未来的处方

优秀领导者的第二个关键特质是情商。一个领导力研究专家是这样说的：

> 分析与技术能力的确重要，但主要是一种"门槛能力"，也就是说，它们是担任管理者的起码要求。但是……情商才是领导力的核心要素。没有它，一个人即便受过世界上最好的训练，有入木三分的分析头脑，思如泉涌，仍然无法成为伟大的领导者。

本书提到的所有领导者情商都很高。因此，他们可以把一个管理团队凝聚在自己身边，并率领他们执行自己的目标。

情商是诸多包含很多东西的宏大词语之一，人们对其或许存在某些误读。非常重要的是，区分情商、分析能力与智商，后两者在医疗保健中也很受重视，也许被重视过头了。本书中的领导者情商包含三个关键特征。其一是动力（motivation）。这些领导者都希望自己的组织卓越。他们意识到只有组织成功，个人才能成功。就像著名的企业咨询师和《从优秀到卓越》一书——这是一本研究伟大公司和组织成功秘密——的作者吉姆·柯林斯（Jim Collins）在刻画伟大公司的领导者的特征时所云："他们有超乎常人的雄心，但这种雄心首先是为了机构，而不是自身。"这些领导者的行动并非都是关乎自己。当然，他们有自己的追求，但把组织成功视为自身成功的表现。个人的成功不是驱动医疗组织领导者实现转型的力量，他们心中所想的是建立比自己更大的事业，既能向患者提供高价值医疗，又能为雇员提供有意义的工作。这种渴望并不是这些领导者在对股东讲话时反复唠叨的，它有更深层的东西。比如，在被问到自己的领导力在韦斯特医疗集团的成功转型中发挥了何种作用时，施瓦茨一再放弃了自吹自擂的机会，强调治理（而非领导力）才是组织成功的根本原因。像施瓦茨这样的领导者的动力是实现积极的结果，然后将其展示给世人。他们不仅要道德上的胜利，而且还要让别人看到实实在在的、有意义的重大变革。

本书提到的所有领导者都热爱挑战，并以追求卓越为动力。他们不受失败的干扰。这些领导者对自己的远见充满自信，而且意识到实现这些目标并非一朝一夕之事。他们不指望万事成功。这些领导者预料到会遭遇挫折，也理解必须持续精炼和调整自己的具体实施。他们不期待自己的算法总是正确，总是乐于更新算法。许多领导者还大胆变革了医生的付费方式，尽管这种转型常常遭遇阻力，而且不得不频频调整。

领导者还得有同理心。尤其是，成功的领导者都注重对患者健康、体验和感受的理解。因此，他们把相当多的精力用在"深入患者大脑"上，以便判断医疗保健组织如何造福患者。

没有医生，任何医疗组织都无法成功。因此，最优秀的领导者花时间去理解自己的医生——了解他们为什么烦恼，为什么满足，如何激励他们——并将之付诸实践。

最后，领导者是天生的团队构建者。他们把有干劲的同事拉到团队里面，激发每个同事的最大潜力，也激发整个团队的潜力。领导者还鼓励团队为追求组织的目标相互协作。他们有鼓励团队活动的沟通和社交技能，也用于解雇那些无法承诺到组织目标的成员。同样，领导者在雇用人员时也会把团队的福利放在心上。

他们要的是那些既有分析技能又能有效地在组织内团队作业的人。很多领导者强调，他们在招聘时看重同理心和情商，因为"其他东西都可以教"。

托尔斯泰在《安娜·卡列琳娜》中说过，"幸福的家庭总是相似的，不幸的家庭各有各的不幸"。正好相反，正确的领导者并非个个相同。事实上，造就一个成功领导者的分析技巧和情商可以按许多不同组合出现。比如，有些领导者属于有传奇色彩的人物。CareMore 的谢尔登·津伯格是个性格开朗、卡茨基尔式的喜剧演员，按今天政治正确的文化来看，他有时候被认为"爱搞事"。一名同事甚至称他为"医疗界的华尔街之狼"。他提出了许多颠覆性的想法，其中一些他自己也承认有点疯狂，但体现了他的好奇心和深刻、非同寻常的思维。他最新的想法之一是"神经动态健康训练"。他相信特别的锻炼计划能改善脑神经和大脑可塑性，神经传递素的分泌终将改善认知能力。这个想法驱使他提出要让 CareMore 的每个年长患者加入他专门的"神经动态"培训治疗方案中。

韦斯特医疗的施瓦茨也是一个这样的人物。施瓦茨是个令人愉快的、精力充沛的高速健谈者，脑子里有数不清的奇思妙想，幽默感十足，而且常常自嘲。有些领导者则更低调更思辨性。约翰·斯潘迪奥（John Sprandio）是一名性情温和的肿瘤专科医生，自然受到同事们的信任，甚至被一个大团体选举为领导者。其他人，比如迪恩诊所的洛夫斯特和阿利森·穆尼（Allison Mooney），展示出更合作的心态，并因为他们冷静的领导风格受到同事们公开敬仰。但是，无论外在如何体现，所有领导者都兼有伟大的分析能力和情商，这些素质帮助他们实现了组织的最大潜力。

领导者必须是一名医生吗？这有帮助，但并非必须。在历史上，非医疗人员在管理医生队伍上曾经遇到过很多麻烦。在20世纪，多数医生都试图通过自组织成为小型的独立诊所而不是更大的有上下级的医疗集团来赢得自治权。他们似乎只愿意倾听自己人的话，认为外来管理者无法理解自己在大量训练中所受的考验、他们在照料重病和垂危患者中的体验、他们多年磨炼出来的判断力和奉献精神，还有他们身为医生那种"纯粹的"、金钱以外的内在激励。

作为"自己人"，医生出身的领导者更容易避免遭受这样的怀疑。因为有共同的患者治疗经历，他们天然更受信任。如一名医生背景的领导者所言，"要用让医生同行听得懂的方式告诉大家为什么要这么做"。因此，多数转型组织的领导者都是医生，比如津伯格、施瓦茨、斯潘迪奥、洛夫斯特和克里斯·陈（Chris Chen，陈氏医疗，ChenMed）以及李·塞克斯（Lee Sacks，芝加哥的Advocate）。但并非全是如此。迪恩诊所的穆尼和CareMore的莱辛（Leeba Lessin）就是两个极具天赋的非医生出身的领导者（穆尼的领导团队中有医生参与）。但是，他们之所以能成功，是因为他们尽管缺少医疗背景，但能设身处地理解医生，调动医生从而赢得医生的支持。因此，一名非医生出身的领导者的成功至少部分源于理解医生的能力。另一部分，用一名领导者的话来讲，"来自透明化，将指标展示给大家看，并不断提升绩效"。比如，在迪恩诊所，医生对穆尼的敬重就源于此。

文化、治理与医生参与

脱离文化的战略是纸上谈兵,这是一句熟悉的管理格言。这句格言之所以会流行,是因为它道出了一个重要真理。一种愿意变革的积极的建设性文化,是成功的要素。而且,文化跟战略一样并不是一成不变的,它可以变化和演化。

一个组织的文化是什么?文化是刻画组织特征的气质,是所有员工遵守并用于指导工作实践的驱动性使命。专家说组织文化包括六个部分:愿景、价值观、实践、人员、叙述和场所。

每个组织都有略微不同的语调,使用略微不同的表述来反映自己转型的愿景。尽管措辞不同,那些转型医疗服务方式的医疗组织都践行了某些重要的价值取向:它们在医疗质量上追求卓越,控制甚至降低医疗总成本,改善患者体验和员工的工作满意度。这些价值观让这些组织的所作所为充满生机。它们不只是经常被重复的说辞或抽象的思想,而是嵌入组织战略目标和决策的真正基石。它们渗透到每种风俗和程序当中,指导着医疗体验、人力资源政策及其他组织实践。它们是员工在模糊环境中做判断时的指路明灯。每个人都知晓它们,并能将自己做重大决策的依据与诊所或组织的政策挂钩。

显然,这些价值观必须得真正落实才会有效,不能停留在宣传组织的口号上。组织的领导者必须践行这些价值观,并帮助员工信仰和肯定它们。重要的是,所有员工——护士、医疗助理、行政人员及其他人——都得接受这些价值观。很多成功的组织在每天或每周开始时会留出一段时间，集体开会讨论最有挑战性的慢病患者或高成本、高风险患者，向员工传达提供高价值医疗的重要性。与此类似，授权医疗助理缩小护理差距，让执业护士每年做体检，也传递了降低医疗成本、改善患者体验的价值观。围绕这些任务做员工绩效评估进一步强调了它们的根本重要性。

对医生而言，最重要的是肯定和认同他们的组织的核心价值观。医生是最重要的医疗提供者，是他们在撰写化验、治疗、门诊和住院等单据，最终界定了一名患者的医疗质量与总成本。如果医生不渴望和追求最优质的医疗和患者体验，转型将成为一句空话。反之，肯定更优质医疗和更低成本医疗的重要性并积极选择绩效指标和改进自身绩效的医生，会公开和私下鼓励同事效仿。这就是几乎所有价值导向的组织——尽管它们千差万别——都强调医生参与治理的原因。正是这样，这些组织诱导医生认同转型的目标和实现这些目标必须采取的步骤。施瓦茨介绍了这种心态是如何在韦斯特医疗集团内起作用的：

> 我们询问医生你们希望如何管理这种疾病。我们请求医生提出评估的准则并建立一张表格。他们达成共识，临床疾病管理不一致的问题随之消失。
>
> 这是一种自下而上、没有权威管理层的自治模式。它基于优质和低成本的原则，并授权给医生。
>
> 顺便说一句，这也是我们的医生都开心的原因之一。

这些组织对自己的愿景和使命都有类似的叙述。它们普遍认识到危机的存在，并清楚自己的反应如何转型组织。或者，若是相对新成立的集团，它们会谈到自己如何发现既有医疗体系中对患者不利的漏洞——系统性危机，并清楚自己的公司会如何填补这个漏洞。

最后，还有场所的价值。无论建筑的外部选址还是内部设计，都可以帮助塑造文化。这种现象是医疗保健组织——往往是迷宫一样的建筑群，还有饼干模子一样的办公室——常常忽视的。但是，很多转型诊所都很重视建筑风格与设计。比如，虽然韦斯特医疗集团的宏伟综合诊所坐落在不起眼的办公室建筑内，但内部设计却非常考究，确保患者享受到一种宁静、周到的体验。首席执行官施瓦茨医生是这样解释的：

> 这里是患者等待区。我们想让患者拥有禅定时刻。有两点值得一说。首先，到处都有播放大自然风光的大型电视屏。其次，听听噪声大小，这里绝对安静。

同样，当迪恩诊所建造新诊所时，它们将患者和员工纳入设计委员会，确保他们的价值观被融入建筑本身。比如，患者表示他们想要"一站式购物"的感觉，于是新的办公室建筑里面就开了一家眼镜店。同样，医生和执业护士的办公室连在一起，中间有一个通道方便团队协作。CareMore 也采取步骤将文化嵌入设施的物理布局上，患者锻炼室（所谓 Nifty after Fifty）紧靠医疗办公室。这样的联合布局传递了有力信息：该组织承诺将生活方式干预和预防纳入更大的医疗计划，而且含蓄地向员工和患者传递了健康促进是组织不可分割的使命这一信息。

数 据

像领导力一样，数据也是转型绝对必要的管理要素。事实上，区别20世纪90年代"管理式医疗"时代与如今的医疗保健改革的最重要元素之一便是数据。现在，我们拥有多得多的有价值数据可为变革提供信息参考。这些数据可以帮助组织理解自己的实践，评估自身相对于基准的绩效高低，找出不足，实施解决方案并评估其影响。

过去，每个试图转型的诊所或组织几乎都因为没有可为变革提供决策参考的数据而遭遇挫折。医生尤其善于提出各种经典理由。反对者喋喋不休的传统表述往往以"我们没有数据"开头。但是，当数据产生时，医生就把说辞改为"数据过时了"。当数据被证明是最新时，反对理由随之变成"这些数据是垃圾，太不精确了"。哪怕精度没有问题，数据也经过了风险调整，医生仍然会抱怨"这些数据不够。理赔数据无法反映重要的临床信息，比如癌症发展阶段"。总之，反对理由无穷无尽。

没错，总是有更多更好的数据。目前基于理赔的风险调整方法远非最优。而且，考虑到电子病历数据的封闭性，往往难以合并和综合精确的临床数据。但是，我们不能把"数据"具体化，并让数据总是存在缺陷来妨碍医疗转型。现在，我们毫无疑问已经跨过了门槛，我们有足够的数据开始——只要假以时日——转型进程。只要我们愿意利用现有的数据，就可以同时优化数据的数量与质量。

数据、信息技术系统、电子病历、交互操作以及与获得更好数据用于医疗转型相关的无数问题,我们暂时就讨论到这里。许多评论者更精通这些具体问题。在这里,重要的是强调医疗转型的确需要方便地获得数据,尤其是五类数据。第一,组织必须获得定期(最好是每月)更新的理赔数据。理想的情况是能获得有关医疗使用的实时数据,很多诊所和组织确实都有这类数据。但是,月度理赔数据对临床医疗和医疗质量与成本评估足够了。第二,实验数据对临床医疗至关重要。引入恰当电子病历的提供者应该都有这类实时电子数据。第三,组织还需要实时获取影像研究与报告。这些数据是电子的,应该实时可得。临床管理的重要问题是在检查做完之后立即获得所有设施的影像。这要求克服许多交互操作问题。第四,实时的药品数据——清楚患者服用了什么药,是否补充了处方——是理解医疗的使用、依从、成本及其他方面所必需的。第五,组织还应该采集有关医院、康复护理机构及其他机构的入院和出院数据。这是目前可获得性最弱的一类数据,因为这些数据往往根本就没有共享,或者共享不积极以至于妨碍了及时行动。事实上,经济激励驱使很多医院和其他医疗保健组织拒绝共享这些数据。此外,很多电子病历仍未实现交互操作,从而阻止了这些数据的及时共享。专家期待,在接下来几年,交互操作会变成常态,这些数据将随时可以获取。

已经成功实现转型的组织则面临将这些数据转化为可用资源的挑战。数据有两类不同功能。其一是实时告知医生、执业护士和其他医务人员有关患者的临床状态。医务人员有必要清楚最近的急诊、住院及其他医疗干预情况。实时掌握任何新的实验和影像结果也至关重要。这种信息的格式必须是临床医生在同患者打交道期间可以随时获得的。用肿瘤专科医生斯潘迪奥的话讲，临床医生必须是"数据使用者，而不是数据挖掘者"。简单来说，医生花在跟患者面对面交流上的时间本来就少得珍贵，不应该再浪费这些时间去搜寻患者的电子档案获取重要数据。医生在门诊期间必须随时掌握检查检验、影像、药品及其他数据，能够在充分了解情况的前提下立刻做出临床决策。

数据的另一项重要功能是绩效度量。这主要需要获取三类数据：急诊室使用的理赔和成本数据、住院率、影像率、转诊率等；药品使用数据（比如 β 受体阻滞剂、阿司匹林、降血脂药、血管紧张素转换酶抑制剂及心脏病发作后开的其他药品的使用）；某些临床数据（比如患者 HgA1c 和血压）。许多数据现在诊所就有，或者可以从电子病历数据中提取。我们在第四章会看到，关键步骤是将数据转化，让医生看到自己相对于同行和全国标准的绩效究竟如何。这将对他们的诊疗实践产生积极影响。这是可以做到的，尤其是在人们意识到这些数据并非不可能获取时。

现在，我们确实拥有转型所需的足够数据。数据无法获取仍然会是无所作为的托词之一，但不再是转型的真正障碍。

医生与管理层同心协力

一个常常被忽视的转型要素是管理者与医生之间的相互协作，

尤其是规模较大的医生集团诊所和医疗保健组织。医生也许想要特定的变革，但得靠管理者创造必要的基础设施。有了这些基础设施，医生就必须变革自己的诊疗模式。比如，若医生不想再对确保患者做乳房 X 光片、宫颈刮片负责，而是希望"体系"接管这一职能，管理者就必须提出替代的流程。与此类似，若医生开发了一套标准化的心房颤动管理办法，管理者就得保证投入资源，为电子病历和合规项目部属标准指令设置。

迪恩诊所在转型过程中有效地解决了医生与管理层的协作问题。2005 年，在危机和转型之前，迪恩的治理简直是场噩梦。没有清晰的责任划分，重心放到了生产上，也就是尽可能多看病人。

迪恩更重要的管理变革之一是设立了"医生—行政管理者二分体"。在组织的每一层，都设法"将运营领导和管理者同一个医生合伙人配对……（运营方和医疗服务方）双方通力合作"。医生发出提供者的声音，同时将管理者的要求反馈给一线医生及其他提供者，并努力让医生买账。行政管理者努力确保任何举措都配备好必要的资源，包括财务、物质、信息技术和人员。二分体的实例包括医生和首席财务主管共同领导董事会财务委员会，还有首席医疗主管和首席运营官合作。这种管理架构已经在整个迪恩医疗保健组织内推广。区域医疗主管和区域行政主管结对子。在医疗分部，比如整形和家庭医生服务部，还有医生与行政主管结对子。在每个临床点，医生和行政主管的绩效指标和薪酬奖金是看齐的。由于二者都要正式、明确地对相同的结果负责，这种相互合作巩固了共同利益，鼓励他们齐心协力实现互惠的目标。

迪恩的双重结构并非是转型必需的，但医生与行政主管的绩效与奖金部分挂钩无疑会让转型进程更顺畅。

经济激励

长期以来，我都以为医疗组织不可能在仍然由按服务项目主导付费方式的情况下实现转型。但是，真正的问题并非支付方式本身，而是财务激励如何构造以及它们是否跨越医疗组织，传递到真正提供患者医疗服务的医生及其他医务人员身上。

财务风险表现为不同形式和不同规模。按人头付费显然是最纯粹的形式，但财务风险也可以表现为对特定治疗或治疗过程的打包付费，甚至可以被认为对患者的全部医疗成本负责（超支时会有财务惩罚）。为了减少对医疗和患者就医体验的懈怠，医生和医疗保健组织共享的人头费（或者结余比例）通常是同时跟质量和绩效指标挂钩的。因此，诊所等医疗保健组织无论改善医疗质量和患者体验还是控制成本都可以赚钱。同理，若他们继续像按服务项目付费方式下那样行事，不管质量是否恰当，只管多做检查和治疗，企图做大账单，就会亏钱。这种风险——超支就会亏钱的威胁——格外大。许多人认为这是激励组织转型必需的。行为经济学的损失厌恶原理强调，人们看重损失多于收益。损失——哪怕是损失的威胁——天然就更具有驱动力。因此，亏钱的威胁要比增收的前景更有可能成为变革的强大激励。这种损失厌恶是激励医疗服务模式转型的关键。

转型成功的多数医疗保健组织都有财务风险安排。凯撒医疗和 GHP（如今已是凯撒大家庭的一分子）都采用双重管理架构，但它们都属于完全一体化的医疗服务体系，而且整个组织与参保者和医疗服务者都直接挂钩。它们既收取保费又经营医疗保健组织。运营成本超过保费就会亏钱。同样，在迪恩诊所，大约半数患者属于迪恩医疗保健组织（一个收取保费的传统健康维护组织）。迪恩还在威斯康星州保险交易所出售保险，因而对这些患者也承担了财务风险。与此同时，CareMore 是一个联邦医保优先项目，它向联邦医保参保者提供所有医疗服务，并且只能收取固定保费。陈氏医疗从联邦医保优先项目那里拿到固定价格合同，尤其是 Humana。爱德维科特健康护理中心在伊利诺伊州医疗保险交易所跟一家本地蓝十字蓝盾计划建了一个联合品牌的健康保险计划。由于爱德维科特是固定保费，若成本超过保费也要亏钱。爱德维科特也拥有庞大的联邦医保优先项目投保人群，要对这些人承担全部财务风险。唐纳医疗诊所（Donna Medical Clinic，属于 Rio Grande Valley ACO）和 Aledade 诊所都加入了联邦医保 MSSP 项目，参与了一项共享结余的安排。

尽管有以上实例，但在某些按服务项目付费体系下也有办法实现医疗模式转型。比如，韦斯特医疗主要是按服务项目付费合同运营。尽管多数 Aladade 集团中的医生诊所都参与了联邦医保的责任制医疗组织项目，它们与商业保险人签订的还是按服务项目付费合同。类似地，VillageMD 与商业保险机构签订的也是按服务项目付费合同。这些家庭医生诊所和跨专科诊所在按服务项目付费制度下怎么能自我转型呢？按服务项目付费难道不是只会激励医疗保健组织做大数量、不管医疗服务质量和服务是否需要吗？

这些医疗保健组织通常都采取按服务项目付费方式的一种变形，但这种变形一般不包括财务损失风险。比如，可以用降低总成本或其他与成本挂钩的指标来交换更高的按服务项目付费。比如，韦斯特医疗用这种方式争取到了非常高的产前检查和分娩服务价格。它们之所以能收取那么高的价格，是因为价格与降低早产儿重症监护使用挂钩。韦斯特医疗的做法是通过卓越的产前保健降低早产和并发症。因此，尽管韦斯特医疗对产科实行按服务项目付费的费用更高，但其医疗质量得到了提升，总成本反而降低了。

类似地，Aladade 也能组织自己的家庭医生，跟商业保险机构协商争取某些领域的结余共享。家庭医生诊所按服务项目收费，但若降低了医疗总成本，保险机构会付给他们结余的一定比例。这种付费安排不会让诊所面临财务风险，它们只能通过节约医疗总成本赚到更多。但是，这种安排为转型创造了激励。

同时包括降低成本和提高质量与患者体验激励的财务风险，已被证明是激励转型的最佳方式。但是，像我们从许多诊所看到的，按服务项目付费也可以激励转型，虽然这是一种附带保证成本降低的结余共享或财务奖励的修正版的按服务项目付费。

医疗保健组织转型必须面对的最大挑战之一，是如何将组织层面的财务风险传导到第一线的医生及其他临床医务人员。组织通常通过保费或人头费合同，或者对医疗总成本负责来承担财务风险，比如健康维护组织。临床医生通常依旧基于按服务项目收费。这再次引发了二者脱节的难题，只不过这次发生在医疗保健组织内部。在这种情况下，医疗保健机构承受了财务风险，但它的临床医生面临的经济激励依然是多提供服务得到更多收入。

美国医疗服务体系演化到现在，即便是最有经验的转型组织也仍然在实验着对医生和其他临床医务人员的最佳付费方式。多数组织在尝试特定政策时频频调整，却没有做过严谨的评估。比如，迪恩诊所起初在给医生的按服务项目付费基础上增加了一笔基于患者满意度的薪酬。然后，它尝试抛弃按服务项目付费，为了保证生产率，它又将家庭医生的付费跟他们管理的患者人数以及包含质量和成本绩效元素的按服务项目付费账单（RVUs）挂钩。迪恩的一名管理者是这样解释的：

> 我们在尝试更重视质量结果并运用循证医疗路径的家庭医生服务激励机制……我们还整合了越来越多的团队指标……以免挫伤雇佣成本更低的医疗团队成员协助管理患者时医务人员的积极性。

在迪恩，医生的薪酬安排仍然在变化过程中。

爱德维科特健康护理中心在激励方案中也强调了团队医疗。对家庭医生的经济激励70%基于个人绩效，30%基于团队绩效。然而，爱德维科特的领导层乐于承认，尽管这种划分看起来没问题，但它还是凭空想出来的，实际效果并未做过评估。而且，这种财务激励不适用于医生以外的团队成员，比如执业护士、医疗助理、药剂师和其他医务人员。这种团队激励的划分究竟是否有效，尚未得到评估。

与此同时，CareMore向负责随访和护理病情最严重的已出院慢病患者的医务人员发放的薪酬中，有近60%是基于两个指标来确定，其一是住院日短，其二是重复住院率低。这是很强的财务激励。重要的是，它不仅激励快速出院从而节省成本，而且保证患者不会出院太早，并在被转到康复护理机构或回家时得到恰当的院后服务。然而，这种支付方式同样是凭经验办事，并非审慎评估的结果。

随着更多包括诊所在内的医疗保健组织转型自己的医疗服务模式，它们是否以及如何将财务风险传递给医生和一线临床医务人员，以及激励应该单独适用于质量还是同时适用于质量、成本与患者体验，仍是有待进一步探索的问题。这是实验和演化过程中的问题，但在未来的5~10年，更好（若不是最优）实践的更多证据将会涌现。

接下来的10年，很多医生诊所、跨专科诊所和医疗保健机构都将面临是否转型的抉择。它们可以选择替患者承担财务风险，无论通过打包付费、按人头付费还是其他安排。它们还必须具备这六大基本要素中的某些（若非全部的话）要素：一场催化性的危机、领导力、文化、治理和医生参与、数据、医生与管理层协作以及财务激励。一旦这些要素到位，医疗健保机构将不得不判断下一步该怎么做。转型医疗服务模式意味着什么？领导者应该建议组织采取哪些实际步骤？一个诊所如何提升慢病患者的医疗质量同时控制成本？面对数不清的潜在变革，哪些变革应优先，哪些可以慢慢来？

接下来的三章将逐一考察贯穿于医疗方方面面的12项转型实践，从患者预约和病床安排，到慢病管理的标准化，再到行为健康、姑息医疗，以及生活方式干预。在考察诸多各式各样转型成

未来的处方

功的美国医疗组织，并判断它们坚持的哪些习惯造就了更优质、更低成本医疗同时改善患者医疗体验之后，本人发现了这些特定的实践。在整个探访过程中，我注意到转型成功的组织都采纳了类似（未必完全相同）的方法。合到一起，它们提供了未来变革的路线图，也就是遵循的战略方向、实施的具体实践以及大体的推进顺序。

第四章　12 项转型实践之医生诊室基础设施转型

《奥巴马医改法案》、随后的医保支付方式改革示范项目以及 MACRA 的颁布，为美国医疗服务体系的转型奠定了政策与财务基础。这些联邦政策一起改变了医疗保健行业中所有人的心理。现在，医疗服务提供者和医保支付者都意识到美国医疗体系正在不可逆转地走向更高品质、更低成本的医疗。国会里的共和党人和特朗普政府未来会推出哪些新立法和监管措施，尚为未知之数，但方向仍然是明确的。美国医疗服务体系显然不会回到过去那种按服务项目付费、无人对医疗质量和总成本负责的老路上。未来成功的医疗组织将是那些能一如既往地提供高价值医疗并用自己的绩效数据来证明这一点者。

看到这种未来的趋势，很多医生和医疗保健组织都在准备变革。它们不想经历那么多此前转型的医疗保健机构曾经不得不忍受的濒死体验。于是，它们开始准备更优质更低成本医疗所需的

未来的处方

管理元素、领导力团队、数据、医生参与以及医保支付合同。它们跟雇员讨论实现更以患者为中心、高价值和基于服务人群开展医疗服务这三重目标的必要性以及具体手段。

这些组织希望转型自己的医疗服务模式，但对如何真正实现转型心里没底。转型必须迈出的第一步是什么？如何以最负责任的方式变革自己的医疗服务模式？

本章，以及接下来的第五章和第六章，就是要回答这些问题。通过研究大量的医疗服务组织转型案例，我们发现了希望转向以患者为中心的高价值医疗的医疗组织应该实施的12项转型实践（参见表4.1）。我们按照患者跟医疗服务体系打交道的顺序逐个列出，从预约门诊和注册登记到获得姑息治疗和生活方式干预。由于没有组织能一次实现所有12项转型实践，我们把它们分成三层，并交代了何时实施每项实践的一般顺序。首先，我们介绍医生诊室转型实践。然后，在第五章，我们转向不同的医疗服务提供者——医生、医院、康复护理机构及其他机构——如何共同改善医疗。最后，我们在第六章介绍了如何用行为健康、姑息治疗和其他类型的服务提升传统医疗保健模式。

表4.1　12项转型实践

就医过程中的实践	转型的关键部分	节约成本或转变服务利用的办法*
患者预约	集中安排预约，开放式预约安排：每天留出20%~50%的医生和执业护士处于未被预约的状态。	降低平均费用，像ER一样减少高成本的服务或减少诊所这些服务点的使用。

第四章　12项转型实践之医生诊室基础设施转型

续表

就医过程中的实践	转型的关键部分	节约成本或转变服务利用的办法*
患者登记和安排医生检查诊断	进行覆盖所有患者和保险信息的电子注册，代替手工重复填写表格。 电子化连接患者和电子病历，以确定建议的治疗方案和治疗中应解决的问题（治疗需求）。 配备医疗助理而不是在护士室塞满病人。医疗助理能够在安排患者时减少治疗需求。 医疗助理应重视治疗需求和异常值，例如，高血压或血红蛋白 A1c 测量，最终由医生解决。	降低平均费用，提升针对性服务的利用。
度量医生绩效	与医生合作，在可接受的前提下建立度量标准，最好是治疗效果和成本度量。 及时获得每个医护人员绩效的实时数据，以及国家的基准线。 每季度及时向医生提供绩效考核结果。 公开医生的绩效数据，以便所有的医生可以向工作优异者学习。 将薪金或奖金与高绩效和绩效提升挂钩。	减少服务的使用。
患者医疗流程标准化	识别常见问题，通常是医疗方式的变化。 识别专业问题，政策或其他指导方针。 授权医生创建指南和他们认为最优的服务。 创建标准化的命令集以实施指南，并允许医生或其他医护人员在适当的时候进行重新制定。	减少服务的使用。
慢病协同管理	医疗保健组织通过预测分析识别高风险、高成本的患者。 慢病医疗管理员与家庭医生、专科医生（如肿瘤科或心脏病医师）联合为患者治疗。 在医疗管理人员与高风险、高成本患者及其家人之间建立个人关系。 鼓励医疗管理人员与患者经常接触，以确保患者接受测量血红蛋白 A1c、体重、药物和其他干预措施。	提高精准服务的利用率，减少高成本服务。

未来的处方

续表

就医过程中的实践	转型的关键部分	节约成本或转变服务利用的办法*
共享决策	使用可行的决策辅助工具处理特殊需求情况，如骨关节炎的髋关节置换或稳定型心绞痛的支架。	减少服务的使用。
服务点	在更大的团体或医疗保健组织中创建卓越的专业医疗中心。 有选择地与医院和专业化的医疗组织（SNF）签约。一旦签署 DIEM 合同，如果病人出院较早，将节约成本。 在医院和 SNF 聘用住院医生和/或执业护士照顾病人。 根据住院时间和重复住院率奖励住院医生。 根据间歇性的、标准化的治疗所耗费成本选择医疗组织，例如实验室测试、影像服务和结肠镜检查。 使用同类服务的质量排名来识别高绩效医生，然后有选择地与他们签约。	降低平均费用。
去机构化	通过慢病医疗管理员和其他医护人员进行三级预防，减少看医生和住院治疗。 聘请医院、SNF 和其他机构的医生，以帮助患者快速办理出院，将患者送到 SNF 或家中。 为慢病急性加重患者（如充血性心力衰竭）或急性疾病（如肺炎或尿路感染）患者提供上门治疗或住院治疗。 通过在出院后 7 天内安排家访或诊所内治疗减少重复入院率。	减少服务的使用，降低平均费用。
行为健康干预	使用 PHQ-9 和 GAD-7 等标准化工具定期筛查所有患者的抑郁和焦虑情绪。 家庭医生或专科医生联合行为健康医生在同一诊所内为患者治疗。 在行为健康医生和患者之间建立个人关系，或者将患者转介到专门的行为健康服务中，该服务将患者与医生联系起来并能够监督他们的治疗。	减少服务的使用。

续表

就医过程中的实践	转型的关键部分	节约成本或转变服务利用的办法*
姑息治疗	通过医疗保健组织识别和预测分析确定一年以内患者的预后。将患者转诊至专门的姑息治疗服务，让姑息治疗医生定期到家中就诊。	减少服务的使用。
社区介入	提供日常生活服务。协助医疗保健组织。提供医疗援助，例如药物分发。鼓励改变生活方式，例如在YMCA与患者一起锻炼。提供社会心理支持。雇用富有同情心的社工。	提高精准服务的利用率，减少高成本服务。
生活方式干预	为老年患者创造有组织的自由运动机会，注重平衡和力量，以减少跌倒和髋部骨折。加强锻炼，确保患者每天锻炼30分钟，每周锻炼5次。考虑其他生活方式干预措施，例如向糖尿病患者提供蔬菜、水果和其他营养食品以及烹饪说明。	提高精准服务的利用率，减少高成本服务。

*总成本是价格与数量的乘积，即每单位成本和使用的服务数量。因此，可以通过提高效率和降低每单位成本或通过减少不必要的甚至引发负面效果的成本来实现成本节省。有时，目标实际上是提高某些服务的利用率，减少使用成本更高的服务。例如，让糖尿病患者坚持使用药物保证血红蛋白A1c低于7%；坚持服用药物以降低血压和胆固醇；服用阿司匹林；戒烟或减少吸烟。以上均能够减少各种住院治疗的副作用，如糖尿病、肾功能衰竭、心脏病发作、感染和截肢。因此，某些服务和药物的增加可能会导致其他服务（通常是成本更高的服务）的减少。

实践1 患者预约

最近，本人必须找家庭医生做一次复查。我的肾功能必须每

未来的处方

年做一次检查，自 2016 年春天以来还没有做过监控。4 月 4 号那天，我用内置到我医疗保健组织电子病历的在线电子邮件链接向一名医生发出门诊请求。第二天，负责预约的工作人员这样回复我的邮件：

> 我为您预约了 5 月 24 号下午 2:30 找威尔逊（Wilson）医生看门诊。请告诉我您是否同意这项预约，这是威尔逊医生最早有空接待您的时间。
>
> 感谢您来邮件，祝您今天愉快！

通过电子邮件预约挺不错，但几乎谈不上有多大革命性。虽然我的这次预约并不紧急，但从发出请求开始要等七周半医生才有空接待我，这着实有点开历史倒车了。

等威尔逊医生反应过来时，他对让我等待这么久表示了歉意，并发了一份电子邮件给我，表示他会超额预约，我可以给他的诊所打电话预约一个自己方便的时间。最终，我等待三周半之后见到了我的医生。

最令人不安的是，这并非是一次孤立事件：事实上，漫长的等待是大多数美国人日常预约医生的体验。如今，预约家庭医生的平均等待时间略低于 20 天，过去八年来一直都是这样。

预约管理是转型一个医生诊室或诊所根本性的第一步。每个诊室的预约手册控制着最宝贵的医疗资产——医生时间。时间——及其分配——是转型中最重要但常常被忽视的因素之一。这部分是因为它提高了诊室的效率，部分是因为它比任何其他转型实践更有利地传递了过渡到以患者为中心的医疗服务模式的信息。成功实现医疗转型的医疗组织都从医生和前台工作人员手中夺回了预约权。尽管取得了成功，但非意志薄弱者所能为。在威斯康星州的迪恩诊所，管理者承认，夺回预约权"花了一年半时间，搞得两名医疗主管精疲力尽"。

为什么夺回预约权这么难？这部分是因为它意味着从以医生为中心的医疗向以患者为中心的医疗的根本性转变。按照韦斯特医疗首席执行官施瓦茨的说法："预约手册是转型的圣杯……对医生而言自主权就等于预约手册。"预约手册决定了医生何时上班、工作多劳累以及工作的频率。当医生控制预约手册时，他们有多种方式按自己的意愿操纵自己的日程安排。他们可以在心情不好时拒绝接待患者，可以只接待血压稳定或有心绞痛的低风险患者，或者自己喜欢与之交流的患者。他们保证自己总是在下午四点半下班。当医生控制预约时，他们保证自己忙碌，只要不是太忙就行。

被医生控制的预约不仅可以让医生过于自由地决定如何使用自己的时间，而且总体上没有效率。每名医生都有不同的规矩和偏好。应付这些要花掉前台管理人员大量的时间。如果一名患者必须马上看病（不管是因为意外事故、治疗副反应还是某种其他事件），由此产生的无休止的协商不仅浪费前台工作人员的时间，也浪费了医生的时间。由于每周有那么多条预约规矩要变动，预约电子化几乎不可能实现，因为没人能写出那么灵活的代码。这使得电子预约难以实施，或难以写出让患者自己预约的智能手机App。迪恩诊所的一名资深医生这样描述问题和无效率：

我们有400种不同的家庭医生服务预约，包括等待、拒绝和这样那样的规矩——比如吃午餐和聚会。有些医生定的规矩是不接待任何讲西班牙语的患者，或者不连续接待两名讲西班牙语的患者。一名妇产科医生说，除非患者是正处于能受孕的生育期女性，否则他不接待。有些医生的规矩比预约手册还厚。我们将预约人员集中到一处，让他们远离医生。我们将不同类型的预约从400项精简到7项。

集中预约保证医生闲不下来，接待足够多的多类型患者。当医生领取固定薪资而非按服务项目收费时，这一点尤其重要，因为不这么做医生将没有动力勤奋工作，也不利于生产率提高。

集中预约的第二个好处是能够适应意外情形，让患者可以在必要时找不同的医务人员看病。为避免不必要的急诊室门诊以及由此带来的各种情况和成本，不同专科的医生能在同一天接待有紧急情况的患者是很重要的。在跨专科诊所中，集中预约还保证了当一名医生发现严重问题时，专科医生可以在同一天或者隔天给那名患者看病。

集中预约的第三个好处是它真正解放了医生的时间。人们越来越担心美国会出现医生短缺，尤其是家庭医生短缺。很多人认为，由《奥巴马医改法案》增加的数百万参保者会导致医生短缺和更长的等待（人们普遍误以为《奥巴马医改法案》会延长等待看医生的时间，但数据显示这种情况并未发生）。此外，医生一直抱怨自己太忙，没有足够时间好好给一名患者看病。然而，这两种抱怨都可以、至少部分可以通过集中预约解决。集中预约倾向于减少门诊数量，主要是那些很可能不需要像现在这样经常看病的患者，比如血压控制稳定的患者，还有那些控制得不错的糖尿病患者或哮喘患者。当诊所引入进一步的变革时，比如让慢病管理人员呼叫这些患者或用电子监控手段远程检查时，医疗就走向流线化管理。迪恩诊所的一名资深医生提到：

> 假如你从头开始，告诉自己，把钱忘掉，多想象"最有效的医疗服务方式是什么？你会怎么做？"我们就不会有那么多患者像现在这样经常来诊所看病。不会！
>
> 我们会审视数据，我们会检查我们需要的每项信息，无论这些信息是由谁收集或通过什么技术收集——也许是他们的小型血压监控器从手机传送到我们的系统。我们也会更经济地提供医疗服务……
>
> 集中预约让我们消除一些不必要的预约，将医生及其团队的时间解放出来，用于为真正有需要的病重患者和情况不稳定的患者看病。

第四，改变预约模式还通过多种方式提高了效率。诊所不会将医生诊室隔开，每个诊室有独立的日程安排，而是会建立一套总的预约流程。如果一名医生或诊所预定满了，预约系统会确保患者与同一家诊所内或附属诊所内的另一名医生或执业护士预约上。

最后，集中预约让患者对自己获得的医疗有更多选择和控制。

> 患者对医疗可及性的体验真正改善了。如果你想找考夫

曼医生看病，但他的下一次预约在六周后，你可以选择在两天内找他的合伙人看病，或者当天找他的助理医生看病。患者仍然可以选择在六周后找考夫曼医生看病，但我们将决策权交给患者。因此，患者体验真正改善了。

那么，这项转型实践如何操作呢？在韦斯特医疗，实现集中预约的办法是将患者呼叫转到卡罗来纳州北部的一个呼叫中心，而不是医生诊室。当韦斯特医疗开始推行集中预约时，有25个专用于韦斯特系统内不同医生诊室预约的"pod"——心脏病专科医生被指派一个pod，胃肠医生被指派了另一个pod，家庭医生被指派了第三个pod。这种"改进"被证明是无效率的。每个pod都有关于自己独立医生团体的专门预约知识。呼叫中心工作人员不能在不同pod之间转换。为解决这个问题，韦斯特让每个医生团体制定自己的预约规则，然后将这些规则转换为一套有分支逻辑的算法，可供卡罗来纳州北部呼叫中心的任何人在电脑上使用。这套算法有几千条规则，其中80%是通用规则，只有20%是为特定专科医生团体定制的。现在卡罗来纳州北部呼叫中心的任何雇员都可以遵循这套算法，为任何医生或医生诊室预约。自从预约被自动化到这套算法以后，韦斯特就开始编写一个可供患者自己下单的在线预约App，无须再经过卡罗来纳州北部呼叫中心。

除集中预约外，很多诊所和医生诊室还通过转换到开放登录预约实现转型。这实质上意味着一定比例的医生和执业护士在每天上班时无人预约。这是咨询师马克·穆雷（Mark Murray）和凯瑟琳娜·坦陶（Catherine Tantau）开发出来并得到医疗改进研究院（IHI）宣传的一种实践。它包括多个步骤。第一，一个诊所不再进行双倍预定，这是医生（比如我的私人医生威尔逊）用于患者插队的一种技巧。一个医疗保健组织的管理者这样解释，在开放预约下，"我们不再双倍预定，假定不会有那么多人在那天出现"。从实质上讲，双倍预定使得患者要等待很久才能看到医生或护士，而且门诊过程很匆忙。医生自己也感到仓促和压力，在患者之间来回穿梭。

第二，为防止出现混乱，诊所特意为医生的预约设立了开放时间：20%~50%的预约点在每天开始时没有指派患者。对于何为"恰当的"开放预约时间，并无共识。韦斯特医疗只为开放登录保留了20%的医生预约。韦斯特的管理者已经发现，开放点超过20%就难以为患者预约。另一名专家建议开放30%的预约，"星期一和节后急诊高峰期开放更高比例"。但是，穆雷和坦陶建议只有30%的预约时间点指派患者，70%的预约时间点在每天开始时开放。

第三，当患者呼叫时，他们将有机会进入系统，当天就在任何开放的点找自己的私人医生看病。如果自己的私人医生没空，患者可以跟自己的私人医生预约下一次。如果时间太长，或者患者那天不方便，可以跟私人医生的一名同事预约，直到成功预约到同一天。

这些预约变革有很多好处。患者可以成功地预约到同一天或者次日看病。此外，它真正缩短了患者等待时间。没有双倍预定，有自由预约点的患者很快就可以进入检查室。

尽管很多医生担心没有患者就诊的比例会上升，事实上正好相反。比如凯撒大西洋中部集团的这一比例下降了大约20%。当它过渡到开放预约时，医疗改进研究院报告了更大的比例下降。同一天（比如在三小时内）预约到的患者更有可能按时来诊所看病。此外，更短的等待时间也激励患者别错过预约机会。

另一个被广泛报道的好处是医生和工作人员更幸福了。告诉紧急呼叫的患者"这名医生可以在两个小时内给你看病"是一件开心的事。有趣的是，开放登录预约还缩短了医生就预约安排进行协商的时间。除此以外，患者"流失率"也下降了。由于可以及时看病，患者不试图寻找其他医生，就算找也会先找自己的专科医生。

最后，开放登录预约还减少了急诊室和紧急康复护理机构的使用。当一名医生或执业护士可以在同一天给患者看病时，就没有什么必要再将患者送到急诊室。急诊室门诊减少几乎总是意味着住院更少。费城外的主干线肿瘤医院（Main Line Oncology）完美地说明了这一点。为更好地解决化疗带来的副作用，主干线的首席执行官斯潘迪奥参考美国癌症研究院制定的指南，为恶心、呕吐、腹泻、失眠和其他常见并发症的管理制定了算法。这些指南明确规定了该向患者问哪些问题，开什么药缓解这些症状，何时这些症状会严重到患者必须看医生。然后，护士在回应患者呼叫时使用这些算法。如果算法表明患者必须尽快看病，执业护士和肿瘤专科医生都会有未被预定的预约点。斯潘迪奥每天保持30%的预约开放。自从采纳开放预约之后，短短六年内主干线急诊室的门诊就下降了50%以上。

尽管好处多多，但集中预约实施起来也有一些障碍。比如，难以平息医生对空置下来的预约太多导致收入下降的担忧。这种担忧是老生常谈，尽管多数组织报告事实并非如此。事实上，由于空置比例下降，前台人员减少，很多诊所最终变得更有效率，收入和利润率随之上升。很多转型诊所的经验表明，预约控制权的移交固然需要时间和善意，但最终将为一个医疗服务治理体系注入力量。

预约方式从以医生为中心的模式转到以患者为中心的模式也许是一个医生集团向患者传达自己切实想改善患者体验最看得见摸得着的方式。医疗保健组织和医生也应该加入这场变革，因为这种变革既能提高收入，又可以提高员工的满意度。

实践 2　患者登记和安排医生检查诊断

还有什么比看医生、做理疗或 CT（电子计算机断层扫描）时不得不手工填写那些表格更令人讨厌吗？你发现自己一而再再而三地填写自己的地址、近亲、现有保险公司，回顾自己的心脏、甲状腺、肺和每个其他器官系统的潜在问题，你的服药情况、有哪些过敏反应以及健康状况的任何变化，以及医生诊室或医院认为你需要报告的任何其他信息。偶尔，你忘记了自己的保险卡，还得复印。整个流程看起来重复、浪费资源而且错误连连。就算登记好了，你还得一等再等。最后，一名护士陪你去检查室，你得在里面等啊等，直到忙得不可开交的医生进来。没有什么比医生诊所和其他医疗保健组织里的这种登记和安排医生检查诊断流程更令人烦恼和浪费时间了。

改善登记流程将消除这种患者沮丧情绪，节省工作人员的工资，并洞悉患者流向。变革预定流程也可以成为确保患者获得他们想要的基本的有效化验和治疗（比如结肠镜检查术和流感疫苗）的非常有效的方式，填补了医疗的鸿沟。

佛罗里达州的陈氏医疗提供了对这个令人灰心的患者登记问题的一种解决方案。陈氏医疗总部在佛罗里达州的迈阿密，是一家主要服务于跟联邦医保优先项目保险商签约的中低收入老年患者的家庭医生诊所集团。最近，它们扩张到其他地区，在路易斯维尔、弗吉尼亚比奇和里士满等地开办了新诊所。克里斯·陈是集团创始人的儿子，现任首席执行官。身高 6.3 英尺、披着向后倾斜的深黑色头发、喜欢穿得像个华尔街高管——高档西服和袖扣——克里斯·陈似乎不符合该组织更为斯巴达式的临床环境。然而，这位祖籍台湾的美国心脏病专科医生自豪地炫耀了自己的诊所，尤其是每名患者都持有的那张陈氏医疗卡。每张卡里都储存了各种患者信息，背面印着患者的心电图，其中包含了心脏导电性记录。患者只要在一个射频识别（RFID）阅读器上刷一下卡，接待员的计算机屏幕上就会显示患者的图像和姓名，让接待员跟患者直接打交道。有了这张卡，接待员无须再询问患者姓名，或者他要看哪名医生。这张陈氏医疗卡还可以让接待员随时获取所有患者的旧信息——地址、近亲、保险公司、既往病史、过敏症、目前服药情况等。患者无须填写任何表格，很快就可以验证任何信息。最后，刷卡还提醒一名配备了 iPad 的健康辅导员患者刚才已经登记排队。陈博士是这样描述的：

第四章　12项转型实践之医生诊室基础设施转型

患者进来以后，扫描自己的卡，完成登记。一切搞定。然后会发生两件事。其一，前台的人员看到患者的脸弹出来，然后说，"一切看起来都不错，某某先生。请就座"。接待员会呼唤患者的名字，你马上就建立了关系。

然后，系统会实时检查患者的保险资格。剩下的一切就方便了。不再需要保险卡，也不需要联邦医保卡。患者只要拿着一张卡——我们的卡——扫描就行。

克里斯·陈对陈氏医疗确保患者会保管好自己的卡并可靠地将它带到预约点的做法也许非常得意：

我们告诉人们，"你们必须带上这张卡，别弄丢了"。我们怎么做到的？我们告诉患者他们的性命取决于这张卡……我们怎么保证我们不是在对他们撒谎？假如患者昏厥了，他们立即会被送到医院急诊室，他们的卡背面有一张老的心电图，可以跟医院的那张卡进行对比。

可以理解，患者的性命取决于这些卡的想法引发了患者的共鸣——因此，多数患者总是会带上自己的陈氏医疗卡。

Certify，一家私人公司，在登记流程的转型上走得比陈氏医疗更远。公司的首席执行官和创始人马克·波塔什（Marc Potash）开始在远离医疗保健的领域——空手道和停车场——开发自己的技术。作为一名脊椎推拿专业的学生，波塔什教过空手道。但是，他面临一个难题：如何在不用每月手动输入结账信息的情况下定期向800名学生收费？那是1997年，PayPal、Venmo 和所有其他网络化的应用软件尚未出现。为解决这个问题，波塔什开发了第一个基于网络的结账应用。他面临的下一个挑战是把自己的技术应用到停车场，具体就是将自动结账和支付信息跟不同城市的280个不同停车场的出入口联起来。这样，当某人按月支付账单时，门就会打开。然后，在2010年，波塔什将注意力转向医疗保健。

Certify用双因子的生物统计指标来登记和识别一名患者的身份。利用指纹扫描和患者脸部图片，这套系统可以识别出特定的患者。初始的重要信息要么从这名患者的电子病历提取，要么靠患者输入自己的姓名、地址、近亲、保险、过敏史及所有其他信息。跟很多智能手机App一样，Certify可以获取到这名患者的保险卡图片，直接将信息输入系统——同样无须复印这种保险卡。在随后的门诊中，信息会自动出现，患者只要证实它或进行修改。诊所或医院必须填写的任何具体表格都是电子生成的，并被整合进患者的电子病历。登记可以通过便携式电脑、专门的程序化表格或者医生诊室或医院里专门设计的自助服务机完成——与机场的飞机登记很像，除了没有确认号或常旅客号；而且它几乎都是靠触摸完成的。

然后，这套系统通过多种方式造福于医生诊所和医院。第一，它通过两个生物统计指标来证实患者身份，这显著减少了患者产生的欺诈行为。任何试图假冒他人诓骗保险商或从急诊室医生那里获取毒品或其他药品的人都会被发现：没人能用跟山姆·史密斯（Sam Smith）同样的指纹和脸部进行登记，然后冒充山姆·琼斯（Sam Jones）。

其次，独一无二的生物统计识别消除了重复记录——对医院

第四章　12项转型实践之医生诊室基础设施转型

和其他系统并非小问题。

第三，Certify找到了将许多老系统整合到一起的方式。很多医疗保健组织有不同的门诊和住院电子病历，但Certify已经把它们合并到一起，保证每套系统都可以在一处获得。合并的医生诊所可能用的是不同的电子病历；Certify可以从完全不同的系统中抓取信息，并将其公开。从这个意义上讲，老系统不再是交互操作的障碍。

第四，这套系统符合HIPPA的要求，而且可以抽取医生诊室或医院——事实上，在与Cerfity联结的任何医生诊所或医院——的所有重要记录。这让一名医生可以从一名患者最近的急诊室门诊或住院记录中看到注释。目前，有22 000名医生通过医生诊室和医院使用Certify系统，并同很多一流的电子病历和诊所管理系统一体化，包括EPIC、Cerner、McKesson、Athena、Allscripts、eClinical Works、GE Centricity及其他。随着Certify的网络扩张，由拥有一名患者记录的机构产生的电子信息也在增加。

第五，借助超高频射频识别技术将一个标签与患者或患者手机挂钩，患者和访客的移动可以被追踪。这使得医院可以度量等待时间，并告知患者和访客他们已经等待了多久。通过确保患者和访客不会误入别的地方，它还提高了安全性。

最后，由于它依赖于生物统计指标，一名失去意识的患者到急诊室以后仍然可以被识别出来，他们的重要历史医疗信息可以从Certify调出来。

这套Certify系统包含多种语言，提供西班牙语、中文普通话和其他语言的界面。由于这套系统与保险联结在一起，它消除了

未来的处方

每次门诊后的过高定价。Certify 可以向一名患者（在登记时）提供估计的门诊财务影响，包括适用于起付线、共同支付和任何其他收费的金额。而且 Certify 可以在每次门诊之后无缝地通过一张信用卡处理一笔支付。这张信用卡在登记时刷或者储存在系统。

这不过是 Certify 的诸多优势之一。Certify 有防范欺诈的患者身份认证、识别和登记系统，而且与很多电子病历、诊所管理系统和许多别的健康供应商联结，它可以无缝地将一名患者与药店联系起来，做到医生从办公室订药，患者回到家就可以收到药。它可以帮在同一家医疗保健组织内有多次门诊的患者自动打印或电子发送预约。

Certify 通过减少欺诈、登记和其他个人成本并保证更完整的电子病历节约成本。比如，Certify 正在雇用了 3 500 名医生的匹兹堡大学医学中心（UPMC）的 22 家医院内安装。UPMC 的首席信息官（Ed McCallister）是这样说的：

> Certify 赋予我们交互操作的能力，让我们得以整合所有老系统，将所有患者数据汇总到一处供人们使用。
>
> 实施 Certify 之后，我们正在消灭重复记录、减少患者和医生身份欺诈、重新配置前台登记人员并亲眼目睹诸多其他类型的节约。Certify 带来了效率的大大提升和极高的患者满意度，并有望实现数百万美元的节约。

宾夕法尼亚大学医疗中心也在尝试安装 Certify。

Certify 的另一个好处是改善了患者体验。它不仅免除了患者反复填写书面基本信息的烦恼，而且可以通过瞬间呈现患者信

第四章　12 项转型实践之医生诊室基础设施转型

息——姓名和图像、保险状态以及与谁预约——方便了接待员与患者之间的私人互动。二者都让医生的门诊更体贴患者的需要，减少失误，也节约员工的时间。

这种登记方法还帮助医生和办公室改善患者流。当一名患者用卡或生物统计指标登记时，会生成时间戳，供办公室计算等待时间。这名患者在被带到检查室之前必须在等候室内待多久？进入检查室之后还要等多久医生或其他临床人员才会进来？临床医师与患者之间互动了多久？在陈氏医疗，借助卡片激活的时间戳很容易回答此类问题：

> 卡片提供了一个时间戳，我们由此准确掌握了患者的离开时间。因此，我们可以肯定地说，从患者刷卡到进入检查室和医生进检查室的平均等待时间为 16 分钟。

手工跟踪登记当然是可行的，但用射频识别技术赋能的卡片自动化让这一流程变得快捷、无缝、准确，办公室也更难掩饰延迟和漫长等待等行为。最终，这一数据帮助提供者判断自己的医疗服务在哪个环节长期存在瓶颈。提供者可以据此提出促进患者流的有效解决办法。

对医疗转型而言，比登记更重要的是安排医生检查诊断。安排医生检查诊断发生在患者从等候室被带到检查室这段时间，这看起来似乎简单，而且也不怎么重要。但是，很多诊断都在将这个过去看似更像社交工作——记录身高、体重和血压——的流程转型为有价值的医疗干预。

诊所正越来越多地承担达到特定质量指标的责任，比如保证患者做好癌症筛查，保证血压得到控制，保证糖尿病患者的血红蛋白 A1c 处于合理区间，让胆固醇偏高的患者正确服药。当患者得不到这些推荐的服务时，医疗鸿沟就产生了。为保证这些鸿沟被填上，像陈氏医疗使用的那种电子登记系统或 Certify 会与患者的电子病历联网，并自动生成推荐的医疗尚未完成的清单。为患者安排医生检查诊断的人有权保证所有推荐的医疗被预定，而且这一切都发生在医生或另一名临床医师进入检查室之前。

像 VillageMD、韦斯特医疗、迪恩诊所以及陈氏医疗这样已然实现转型的医生诊室都采纳了极其类似的安排医生检查诊断系统。VillageMD 分布在九个不同地点，共有 50 名家庭医生。它们已经许可护士和医疗助理（LPNs 和 MAs）安排医生检查诊断。在患者登记时，一名护士或医疗助理会收到通知，一份推荐医疗项目清单会通过电子方式呈现。这名护士或医疗助理会接待登记好的患者，陪同他们从等候室去检查室。护士或医疗助理被授权尽可能多填补医疗鸿沟，尽量减少医生的非医疗负担。他们要预定所有乳房 X 光摄像、骨密度的 DXA 扫描以及其他必需的筛查项目；他们管理必需的免疫（比如流感疫苗和肺炎疫苗）；他们还要做抑郁和跌倒检查。在 VillageMD，护士或医疗助理甚至要填写一份简明扼要的历史，将患者的时间与医生聚焦。

陈氏医疗采用了类似的体系，但用的是医疗助理而不是护士。克里斯·陈是这样解释的：

> 当你刷卡时，电子医疗体系就会说，"喔，等候室里有一名患者"，给团队发出提示。然后，一名医疗助理会出来接走

这名患者，并立即提示患者还有哪些化验该做了。有了这张卡，医疗助理就可以看出这名患者是否要做胆固醇 A1c 化验、乳房 X 光摄影或 DXA 扫描。统统没问题。

因此，在医生进入检查室之前，此前由医生提示该做的健康检查都已经做完了。我们将医疗助理变成了医生的延伸，因为他们在患者登记时就拿到了为患者做定制化筛查的表单。

VillageMed 编了一本正文 15 页、附录 32 页的"安排医生检查诊断指南"，用于指导执业护士和医疗助理的工作。这份指南明确了必须基于年龄、性别和症状对患者做的具体询问和前端检查。这份就医前的预备读物不仅涵盖了生命症候，而且包括协同用药、针对不同年龄和性别的检查（比如跌倒评估和宫颈癌筛查）。指南甚至包括对哮喘和其他慢病患者的针对性疾病评估，以及对患者的针对性疾病教育。它们让医生尽可能把时间花在只有医生才能完成的诊断性服务上。指南还保证了 9 个 VillageMD 诊所内的每名执业护士或医疗助理都按同样的方式安排医生检查诊断。这种标准化又确保了任何助理都可以协助医生，这样，当一名医疗助理生病或休假时，办公室的节奏不会被打乱。

在这些转型成功的诊所内，执业护士或医疗助理还有义务提醒医生要注意任何异常的生理、实验或其他发现。比如，很多诊所让医疗助理在每名患者的表头上列出所有异常结果，比如血压和体重，从而提醒医生在问诊过程中更有效率地解决问题，无须再比较当天和上一次问诊的血压或体重。

这种安排医生检查诊断改革保证了建议的医疗检查会被预定、

药品会被协同而且某些疾病教育会事先做好，进而提升了效率，降低了成本。然而，安排医生检查诊断的创新会以不同方式影响员工。通常来说，这等于是把原先注册护士干的活抢走了，交给执业护士和医疗助理。护士可能会抵制这种变革。她（他）们一般乐意在安排医生检查诊断过程中与患者互动并从中获得积极反馈。但是，让注册护士为患者安排医生检查诊断是无效率的。护士还可以通过其他更有价值的方式与患者互动，比如管理重病。正如一名迪恩的主管所言：

> 让一名注册护士去安排医生检查诊断是不合适的，但这是她们最喜欢干的工作之一，因此我们真的是颠覆了一些东西。现在是医疗助理干这份活。执业护士和医疗助理承担了她们的工作，注册护士另有任务：她们的执业许可决定了就是要做患者教育和分诊工作。

反过来说，全面和一致地安排医生检查诊断方式转移了责任，解决了医生孤军奋战的问题。在 VillageMD，这种变革事实上提高了执业护士、医疗助理和医生三者的工作满意度。这种责任分担让医生减负，让执业护士和医疗助理安排医生检查诊断可以提醒医生关注任何异常的结果，解放了实际用于问诊的时间。医生发现自己几乎没有把时间花在查找记录、搜寻最近的血红蛋白 A1c 或肺活量指标上，而是可以把更多时间花在看病人，跟他们讨论有意义的健康问题。这有效地增加和改善了医患之间的互动。

这种转型的价值如此之大，以至于医疗组织常常在正式工作评估中采用安排医生检查诊断实践的绩效。在韦斯特医疗，医疗助理的工作评估主要基于他们如何填补医疗缺口。类似于医生的绩效评估基于标准质量指标的完成情况，安排医生检查诊断人员的绩效是基于他们填补的医疗缺口的数量和百分比，这些信息来自报告卡。在 VillageMD 的安排医生检查诊断指南中，还有一张"能力评估"表，里面包含了从专业精神、沟通、患者保健到洗手技巧、生理症候、服药、计算机技能和批判性思维的一切内容。

因此，变革医疗登记和安排医生检查诊断流程可以通过三种主要方式提升医疗效率。首先，它让执业护士和医疗助理而不是训练有素的注册护士为患者安排医生检查诊断。其次，它授权执业护士和医疗助理参与到实质性的医疗管理中；尤其是，通过标准化安排医生检查诊断流程，执业护士和医疗助理确保了所有建议的医疗检查项目被系统地处理。最后，它解放了医生的时间，让他们得以在问诊中集中精力解决更有意义的患者健康问题。

登记和安排医生检查诊断似乎是诊室问诊中不重要的一部分，很多医务人员往往也未意识到它们可以成为医疗服务模式转型的一部分。然而，一些领先的诊所已经致力于改善这些产生附加值的方面。电子登记消灭了文书工作，提升了前台人员的效率，也提升了患者满意度。它还减少了代价不菲的重复记录和欺诈问题。类似地，将安排医生检查诊断工作委托给执业护士或医疗助理，让他们提醒医生关注异常指标，也确保了建议的保健会被一致地、系统地和有效率地落实。

实践3　度量医生绩效

几乎每周，我都会接到亲友们打来的类似电话：

> 几天前，我给住在迈阿密的爸爸打电话。从电话里听出他意识有点迷糊，说话不利索。我慌了，赶紧呼叫他的家庭医生。大约30分钟后，我重新呼叫了爸爸，发现他已恢复知觉，说话几乎正常了。
>
> 我该怎么办？这是他脑部出问题了吗？我该给谁打电话？是盯住家庭医生，还是需要神经专科医生？迈阿密最好的神经专科医生是谁？最好的治疗地点又是哪里？

其言下之意是请我帮忙在迈阿密找一个治疗或预防临时缺血性脑卒中的最好的神经专科医生和最好医院，并确保朋友的父亲能预约上。

讲真话，要找到一个城市最好的医生或医院——也就是能客观评估医生和医院的绩效——对每个人来说都不容易，无论是普通人还是像我这样的医生。事实上，多数医生自己对自己的绩效都不怎么清楚。他们认为自己在从事最优秀的医疗，否则怎么能每天早晨起床去给患者看病呢？但是，他们真的做到了吗？多数医生都没有可比数据来判断自己做得如何，比较医生质量的客观数据极其有限。医疗体系中的每个人（包括医生在内）通常都是靠口碑、《美国新闻与世界报道》或当地公布的医生排行榜。这些排名更多是传言和八卦，而不是由数据驱动的客观指标。

医疗绩效改进中频频被提到的一个流行语是"如果你不能度量它，就无法管理它"。① 在如今的美国医疗中，并不是我们不能度量绩效，而是我们没有系统地度量和比较绩效。既然没有度量它，我们自然不会报告它，其结果是人们无法依据数据或利用数据来改进医疗绩效。

因此，第三个转型实践是度量并报告绩效数据，然后用于改进医疗质量。每个真正实施医疗服务模式的医生诊室、医院或医疗保健服务组织都投入大量资源测度医生和医疗体系的绩效，并将结果报告给医生和其他利益相关者。不仅如此，为更清晰地评判集体的绩效，最为成功的医疗组织不仅会度量医生的绩效，而且会将严谨的绩效分析延伸到组织内每个员工身上。

说真的，很多医生都不愿意参与这种绩效度量，至少到最近还是如此，尤其是当结果会被公开时。医生提出了一大堆精心准

---

① 有趣的是，这句流行语常常被认为是著名的商业咨询师彼得·德鲁克或质量专家爱德华兹·戴明说的，事实并非如此。正如罗伯特·贝伦松（Robert Berenson）和其他人指出的，德鲁克或戴明事实上都不相信"如果你不能度量它，就无法管理它"这个说法。其实，两个人都清楚组织的许多重要方面是无法度量但必须管理的。他们都强调了不可能量私人互动和文化，但这两个因素对组织成功至关重要，因而必须进行管理。

在1990年的一次访谈中，德鲁克在谈到公司领导力时甚至公然否定了度量的绝对价值：
> 你的首要作用……也是你个人的任务，就是人际关系，培养互信、识人、建立社群。这是只有你能做的事情…… 它无法被度量，也不容易定义。但这不仅仅是一项关键职能，它是你唯一能履行的职能。

与此类似，我从戴明研究院那里得知，戴明的原话是这么说的，"认为你不能度量它就不能管理它这种观点是错误的——这是个代价不菲的迷思"。

无论出于什么原因，这句引文已经慢慢被缩短并修改，以用于论证管理中度量的必要性。

备好的反对理由："没有数据""数据有缺陷""我的患者（随你选一个理由：病得更重、更穷、教育程度更低、更不听话），因此绩效差不能怪我"，如此等等。但是，那些真正承诺会转型的诊所、医院和医疗保健组织不会听这些抱怨——更准确地说，是不会浪费时间驳斥这些说法——而是把系统的绩效度量及其结果反馈给医生变成一项制度。

度量绩效真正面临的第一个挑战是决定应该按哪些指标评判医生。在这一阶段，还有五个额外的小难题，即是要获得：（1）经过证实的指标；（2）足够的患者数量以保证结果有意义的指标；（3）真实反映患者病况差异从而可以做风险调整的指标；（4）诊所、医院、医疗保健组织或医疗保险机构能够及时提供数据；（5）医生愿意配合并积极参与绩效评估。这五个挑战并非不可克服，但克服它们确实要求积极的、深思熟虑的和持续的努力。

在选择指标时，首先应该从医生已经认同——至少无法忽视——的无争议的指标开始。其中一类指标是就是传统的医疗保健有效性数据与信息集（HEDIS）指标。该指标现在包含81个调查严谨的分指标，可供政府、保险机构和支付者用于评估质量绩效。然而，其中多数都是医生常常回避或用一句"不重要"回答来打发的服务流程指标。

除此以外，还有很多别的绩效指标可以使用。联邦医疗保险管理中心和私人医疗保险机构常常用其他指标来评价医院和医疗保健组织，比如急诊室利用、重复住院比例以及某类患者的死亡率这些指标。医保支付者越来越多地使用医疗保健有效性数据与信息集和其他自有指标来确定奖励标准或调整付费标准。由于将付费与这些指标挂钩，医生会把它们当回事，哪怕并不怎么喜欢。

对医疗组织而言，最好的指标遴选方式或许是放弃选择。很多诊所、医院和医疗保健组织已经将指标遴选权交还给医生，并以此作为吸引医生参与的一种有效方式。如果医生本人遴选了自己的评估指标，几乎不会反对按这些指标进行评估；事实上，让医生参与到这一过程当中，赋予了他们应有的决策和控制权，同时也转变了他们相对于这一工作的地位。医生不再抱怨自己被强人所难，而是自己掌控这一过程，让自己和整个体系对他们认为重要和有意义的结果负责。让医生参与其中也许需要花费更多时间和精力，但往往能避免管理者头疼的医生抵制问题，同时提升了绩效测度的整体效果。

医生参与绩效指标遴选可以同其他机制一起促进医生认同绩效测度过程。其中一种方法是将医生的薪资或奖金与实际绩效挂钩。这往往会吸引医生参与绩效遴选。然而，还有一种方法是要求医生参与绩效改进活动。比如，韦斯特医疗要求临床部门每年至少发起一项他们自己选择的部门范围的质量改进或成本降低项目。尽管医生起初不情愿，但他们的参与可以导致他们接受和肯定自己的质量绩效和相关活动，比如医疗流程的标准化。韦斯特医疗的一名心脏病专科医生是这样解释的：

> 于是我们想出了我们认为必须改进的事情……今年的项目是保证有瓣膜的患者都服用推荐给他们的抗生素……每个人真的都在努力遵从指南并从事循证医疗。因此，我认为我们的意见一致。

未来的处方

尽管对整个过程有些恼怒,但这名心脏病专科医生很喜欢韦斯特医疗,并承认去年让心房颤动管理更标准化的医疗改进活动的确管用,提升了一致性和质量。

在霍格(Hoag)整形研究所——这是加州奥兰治县一家非营利医院与一群整形外科医生联合举办的机构——医生提出可用于评估所有髋关节和膝关节置换的指标,其中包括很多硬数据点,比如手术现场感染率、血栓、30天内的重复住院以及患者报告的结果(包括患者止痛的程度、是否恢复运动和总体生活质量,其中每项指标都要在术后9个月内度量多次)。事实证明,这些指标对患者也是有意义的。

与此类似,肿瘤学中也有重要的客观指标应该被用于评估绩效。这包括提供一种癌症的指定"首选"化疗——临床试验中得到证明,而且得到专业组织认证——提供恰当的剂量强度,还要提供因为化疗副作用而产生的急诊和住院次数。其他同样重要的指标包括患者报告的结果,比如恶性和呕吐的频率以及疼痛水平。迪恩的一名医生描述了他对这种绩效度量的感受:

> 说实话,我们的很多部门都没有太多数据。但是,家庭医生服务、心脏科、心血管手术及整形科有丰富的数据。比如,你的糖尿病患者的血红蛋白控制在目标7%之下。你的缺血性血管疾病患者在最近一段时期测量过低密度脂蛋白的比例。我们采用了医疗保健有效性数据与信息集和威斯康星州医疗质量协作组织的数据。

对这些数据该如何做风险调整呢?可用的风险调整方法很多,

都能考虑到患者之间的差异性。一种选择是采用联邦医保和其他医保支付者常用的风险调整方法。由于这些方法被用于影响医生和医疗保健组织的付费和奖金发放，医生难以拒绝它们。让接受评估的医生参与进来还有一个优势：医生向管理者抱怨自己的患者病得更重并宣称这是自己的绩效指标更差的原因，但向同为医生的同事讲这种具有"乌比冈湖效应"① 的言论难度大多了。你的同事清楚你的患者不可能比他们的患者病得更严重。这往往意味着风险调整本身无足轻重，或者做这种调整后围绕它能解释多少差异的无休止讨论也就可以结束了。一名医生这样解释：

> 我部门的同事不会接受我的患者比他们的患者年纪大得多或病得更重的说法。他们的反应往往是，"我看的是跟你一样的病，一样的病人。别再说什么你的绩效不如别人是因为患者了"。

年度绩效可以说毫无价值。一年过去以后，医生不可能将自己的绩效与特定的患者挂钩。最好的医生诊室、医院和医疗保健组织利用实时的绩效数据；医生可以看到自己到前一天为止的绩效。如果实时报告对一个诊所太复杂，哪怕每月报告也是有帮助的。

定义好指标、做好指标的风险调整、搜集指标并变成可呈现的格式之后，下一个大问题是如何使用它们，也就是将数据反馈

---

① 乌比冈湖效应（Lake Wobegon Effect），社会心理学术语，指人们总觉得自己各个方面都高出平均水平的心理偏差倾向。如文中所讲，医生总觉得自己接待的患者病情严重程度高出平均水平，但实际情况并非如此。——译者注

给医生和其他员工的方法和频率。这里同样有多种方法。没有足够的数据可以让我们自信地说什么是最佳方法。然而，医生团体和医疗保健组织已经成功地试验过不同的方法，并得出了重要的经验教训。

起初，很多医疗保健组织和医生诊室以匿名的方式向医生提供数据。比如，一名医生可以看到自己相对于同组内其他医生绩效的柱状图，但其他人的姓名是空白或被转换为一个号码（参见图4.1）。采用匿名绩效报告的很多医生诊室、医院或医疗保健组织发现这无助于改进绩效，于是改用公开的绩效反馈。他们按姓名列出同一组内——通常是像心脏科这样的一个部门或者一个特定的临床点——接受评估的所有医生的绩效。于是，医生可以看到自己相对熟悉的其他同事的绩效。系统在做这种变革时可谓如履薄冰。一个医疗保健组织的主管是这样说的，"我们对在内部绩效评估中列出医生的真实姓名也是提心吊胆"。但是，这种公开的绩效评估的确产生了积极的绩效改进。

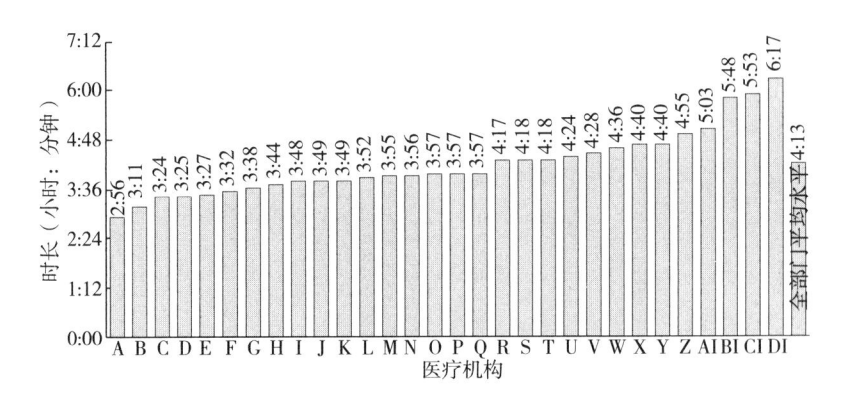

图4.1 急诊出院时间的盲法比较

哈米·宋（Hummy Song）是我在沃顿学院的同事，她的研究团队定量分析了公开身份的绩效数据对凯撒医疗急诊室医生的可比绩效的影响。研究发现，排名更低的医生的绩效改进了，而且在几个季度内就做到了这一点。事实上，根据宋对急诊室医生的研究，公开身份的绩效数据"伴随着医生生产率提升了10.7%，但未发现服务质量有显著下降"。

发布有身份信息的绩效数据靠的是同行比较的行为经济学原理，以及不想在你熟悉和经常打交道的人面前丢脸这一基本人类动机。更重要的是，公开身份的绩效数据可以通过三种方式改变医生的行为。最简单的层面，这种数据之所以改变绩效，是因为医生处于更激烈的竞争状态。由于青年医生要接受激烈的达尔文式的遴选过程，必须超越同学才能进入医学院，到医学院以后只有拔尖的才能进入声誉卓著的机构实习，只有在实习中表现优秀的方能得到最好的专科培训和工作。在绩效数据中公开身份信息利用了这种竞争倾向来提升实际的医疗实践。一名医生是这样描述的：

> 多数医生都是A类性格……只要你的绩效相对于同事不冒尖就会感觉尴尬。也找不到什么借口。因此，也无处隐藏。而且大部分医生都想努力提升自己。

公开身份信息改进绩效的第二种机制是知识分享。医生可以看到哪些同事业绩突出，并判断这些出类拔萃者的绩效是因为在哪些地方做得跟别人不一样。一名医生回忆了自己首次接收到绩效数据的感受：

> 在系统刚开始生成数据时，我记得自己的心态是，"这么做太蠢了吧，我清楚自己在这次绩效评估中肯定是优秀啊"。然后我看到了自己的数据。天哪，结果并没有自己想象的那么好。然后我意识到，"嘿，我们都可以看到彼此的数据"。但更重要的是，这激发了我的好奇心，"谁的表现最好呢？"我必须找到那家伙问他，"你在干什么？你怎么做得这么好？"

洛夫斯特医生报告了他在凯撒大西洋中部集团观察到的类似现象：

> 我们用了医生的姓名，我们谈到医生可能会去找表现比他好的同事交流……你还会看到绩效的变化，因为医生在跟做得更好的同事做这样的交谈。

一些医生诊所和医疗保健组织将这种数据分享过程系统化了。他们开会组织专门的医生分享自己改进绩效的经验。比如，当马萨诸塞州的蓝十字蓝盾引入新型质量合同（AQC）激励医生提升质量并对医疗总成本负责时，它们向医生集团提供了绩效测度报告，建立了让集团成员看到彼此绩效的正式机制，更重要的是分享最佳实践的正式机制。各集团的临床负责人讨论了医疗服务模式的创新，以及自己认为是最佳干预模式的做法。此外，医疗管理人员、药房集团和其他人聚到一起分享医疗更技术性的层面。马萨诸塞州蓝十字蓝盾的首席绩效度量和改进主管达纳·萨夫兰（Dana Gelb Safran）相信，多维度的数据和最佳实践分享计划是参与新型质量合同项目的医疗集团取得成功以及将支付者—提供者之间的关系转型为协作增进型关系的关键：

> 每年我们会多次将医师团队的临床负责人召集到一起开所谓的 HEC 论坛。这些论坛的第一个主题是蓝十字蓝盾向医疗保健组织分享大量数据和信息。分享的数据和绩效报告包括月度理赔数据以及大约 60 种不同的分析报告，这些报告定期发布给医师团体，有时是每天发布，有时是按月或按季发布。其次，我们整合了自己作为支付者的特长——包括一个跨专科的新型质量合同支援团队、绩效改进专家和管理者——跟每个组织的临床负责人碰头讨论他们的绩效数据以及他们已经做的尝试，哪些有效哪些无效，并就进一步改进的新方法提供咨询。
>
> 第三个主题是最佳实践分享。每年我们会多次召集临床负责人讨论有趣的医疗服务模式创新与设计。我们还请来了外部演讲者，但有一个论坛专门组织团体分享彼此的最佳创新，相互取长补短。

哈米·宋发现，表现不尽如人意的凯撒急诊室医生会向表现更好的医生请教该怎么改进自己的绩效。她说："这种（绩效）改变的背后是排名高的医生——不再是匿名的——被同事请来分享最佳实践。"这项研究证实了各个医疗组织关于公开身份数据促进了最佳实践分享进而改进总体绩效的报告。

一些医疗保健组织还采纳了第三种机制利用公开身份的数据来改进医疗：医生辅导。迪恩的一名管理者这样解释：

未来的处方

> 我们公开了患者满意度数据。不只是针对医生,而是整个组织。因此,任何在迪恩工作的人——任何人——都可以看到 X 医生的患者满意度得分。这在医生群体中引发了巨大震动。但是,我们增加了一个医生影子辅导计划。现在,我们已经连续几个季度实现了绩效提升。

其他医生团体选择不在医生内部分享带有身份的数据,而是让一名医生领头人私下接触每名医生评估他们的绩效数据。在碰头中,他们还会比较每个医生的数据与总体数据。这些机构的基本哲学是,利用有个人身份的数据会引发医生的怒火,产生负面的反作用力。在霍格整形研究院,首席医疗官罗伯特·格拉布(Robert Gorab)医生每年都要与每名医生碰面私下评估他们的所有数据。首席战略官詹姆斯·凯卢埃特(James Caillouette)解释了集团的哲学:

> 我们不把数据当成武器,因为当你把数据当成威胁医生的武器时会遇到反作用力。外科医生出了名的难对付。此外,如果你公开表明外科医生的绩效,结果会变得很丑恶。你不需要公开身份。负责人每年私下评估每名外科医生的绩效。

霍格确实标出了表现好而且值得让人学习的医生的身份,并推荐给了其他医生。但是,正如他们所言:

> 我们不分享低绩效者的数据。如果发现某人表现更好,我们会在与关节外科医生或任何他人碰头的公开会议上说,"嘿,某某是这么做的,其他人都没有做到这一点,我们应该

第四章 12项转型实践之医生诊室基础设施转型

考虑这么做。"

在霍格,我们会把每名医生与所有医生的总体指标做对比,也会把外科医生的病例成本与联邦医保基于诊断组的定额支付标准做对比,后者对特定服务支付固定金额。这鼓励了医生思考自己是否能让自己获得的联邦医保支付实现盈亏平衡,"这是关系到每个机构长期持续性的重要指标"。

爱德维科特医疗中心是伊利诺伊州最大的一体化医疗服务体系,拥有 12 家医院和超过 6 300 名医生,它同时通过公开身份的绩效报告和私下碰头两种方式来传递自己的绩效度量数据。每名医生可以实时从电脑上查看自己与所在部门和地区的同事的各项指标比较,比如血红蛋白 A1c 控制情况或 30 天重复住院率。此外,每个月爱德维科特还会发送一份包含每名医生绩效数据的报告。为确保他们会看报告并理解报告,每名医生还要与一名爱德维科特代表碰头回顾数据。与家庭医生的碰头会每月一次,与专科医生的碰头会每季度一次。这些碰头是长期参加临床一体化网络所必需的。它们被用于发现促进绩效改进的壁垒和解决问题。这些指标上的绩效与医生的年度激励薪资挂钩。为保证医生不对所花的时间产生抱怨,爱德维科特甚至会对每次碰头会提供补偿,就像医生在给患者看病那样。这保证了医生不会因为花时间做数据回顾而损失收入。

绩效度量与反馈对转型至关重要。到目前为止,有很多被广泛认同的现成绩效指标和风险调整方法。医生可以帮助验证这些方法并开发自己的方法。转型的诊所和团体已经发现,以非匿名的方式发布医生的绩效数据提高了绩效。它让医生明白自己相对全国基线和同事的绩效情况。扩散这些数据还帮助医生发现优秀的同人，并向他们学习有助于提升自身绩效的方法。

实践 4　患者医疗流程标准化

最近一个周一的上午，沃尔夫带着她两个分别为 8 岁和 5 岁的孩子去他们的儿科医生诊所做年度学前体检。她的儿科医生诊所是最好的。儿科医生经常出现在华丽的《华盛顿人》杂志的华盛顿最好医生榜单上。这一次，孩子们碰巧是由两个不同的儿科医生做检查。结果，这两个个性不同的孩子在同一个诊所做了不同的体检。这两次体检得出的身高、体重、BMI（身体质量指数）、血压和心率检查都差不多，但其他的过程和医生建议却不相同，而且这不是因为孩子们健康状况不一样。一个儿科医生询问 5 岁男孩"有规律的活动"情况，这似乎是为了了解他参加了多少运动；但 8 岁女孩却没有被问到"有规律的活动"情况或运动程度。此外，5 岁男孩还被预约了由护士负责的眼部检查，8 岁女孩却没有，但美国儿科协会建议 5 岁和 8 岁孩子都要筛查视力和听力。反过来，女孩被建议每天喝 3 杯（8 盎司的杯子）牛奶，5 岁男孩却没有被建议。两个孩子都被提醒要当心季节过敏反应，但得到的建议不同。两名儿科医生都建议服用非处方药，但一个只提出建议，另一个坚持并强烈建议与类固醇粉雾剂一起用。讽刺的是，被派来给 5 岁男孩做眼部检查的护士根本就没做这个，仿佛这不是她的常规任务。

至少从 20 世纪 70 年代以来，医疗活动中无法解释的差异就一直是美国医疗服务体系的一个大问题。当时，很多科学研究佐证了毗邻的新英格兰小镇在医疗实践上存在差异。从那以后，《达特茅斯地图》就成了记录相邻的医院、城市、国家和州的医疗实践——包括像前列腺手术、乳房切除术、住院率以及各种其他医疗服务——实际差异的宝库。

通过标准化消灭这种无法解释的医疗差异，给特定患者提供定制服务，是医疗转型的一个重要元素。这个做法提高了医疗质量、减少了医疗失误并且节约了时间与金钱，因为医生和护士不需要看病时都搞清楚医疗的所有细节。常见病的医疗通常耗费了医疗保健组织大部分时间，但如此一来，这些做法就变成了一种不走脑子的条件反射行为。

斯潘迪奥监督过费城郊区的一个 9 人肿瘤医生集团。在这个集团内，他们起初用四种不同的方法治疗口腔炎，这是一种由某些类型的化疗引发的口腔疼痛。这要求护士记住每位医师最喜欢哪种口腔治疗方案以及特定的口腔清洗治疗。如果一名医生的患者接收了错误的治疗，总会有人难过。

斯潘迪奥让所有医生坐下来，一起想出一种所有人都会选择用于治疗口腔炎的方法。几次碰头之后，所有人终于达成共识，并建立了一套标准化的医嘱。自那以后，所有肿瘤专科医生都按同一套方案治疗，护士也不用再记住四套不同方案，现在只要记住一套就行了。这个集团对恶心和呕吐的预防性药物治疗照葫芦画瓢。考虑到不同药品的成本差异，他们将目标确定为寻求最有效的通用药。这使他们有了一套统一方案，并为电子病历系统建立了标准医嘱，让化疗护士的工作更轻松了。根据斯潘迪奥的说法，这种化疗管理和副作用治疗的标准化让医疗变得更加一致化，从而减少了失误，并通过效率的提高节约了成本。

霍格整形研究院标准化了它的术前处理流程。起初，这样做的动机是为了减少手术感染，但最终也成了一种确保所有患者接受外科医生和术前医生都认为"最好"的医疗方式：

> 霍格有一种入院前的筛查，无论是否愿意，外科医生过去都得这么做。因为一个偶然的原因，感染控制部门的罗宾逊医生主张对其进行标准化。如今，都是从患者被送去手术三周前开始筛查。患者要接受耐甲氧西林金黄色葡萄球菌（MRSA）化验。若化验结果呈阳性，就按照一套标准流程做处理。如果仍然呈阳性，感染疾病团队会做相应处理并重新预约。

在手术的前一个夜晚和当天早晨，所有霍格患者都要按指令用 Saga 抹布把身体擦干净，这是为了灭除皮肤上的细菌。在手术当天来到霍格时，所有患者都要做鼻碘清洗，还要在术前一小时服用抗生素。除非有过敏反应，否则所有患者服用同样的抗生素。接下来，患者都要热身为手术做准备。术后 24 小时停止服用抗生素，所有患者的术后医嘱是一样的。在整个手术过程中，每名霍格患者的体验都是相同的。一名霍格的高级医生是这样说的："每个步骤都微不足道，都是小事。但它们加到一起就形成一套标准化流程，共同保证了医疗的一致性和高质量。"根据霍格在网上发布的年度结果报告,它的手术现场感染率还不到它的患者总体预期的感染率的一半。这种标准化也适用于霍格的术后康复保健以及术后的疼痛管理。

其他组织采用略微不同的方式实现了医疗标准化。不是重新"发明轮子",从头建立自己的标准化方案,比如 CareMore 参考职业协会、政府机构或其他权威机构的建议对主要疾病建立了标准化方案。一名高级主管这样解释:"我们不打算开发自己的医疗路径。我们把现成的东西拿过来。比如,我们直接用美国糖尿病协会的医疗路径来管理胰岛素。"

让 CareMore 在标准化领域与众不同的是,这些标准化方案都通过了 CareMore 首席执行官萨钦·贾殷(Sachin Jain)所谓的"可负担过滤"。作为联邦医疗优先项目的参与者,CareMore 的大部分患者的收入是固定的。保证患者坚持参与自己的治疗方案,要求这些方案对患者经济适用。因此,CareMore 选择的服药、化验及其他干预都明确地服务于最小化患者成本这个目标。比如,有一些新的"设计师"胰岛素在吸收性上更接近正常生理胰岛素分泌,但这些新胰岛素要贵得多,患者常常难以承受。于是,CareMore 的标准化方案放弃了它们,建议采用成本更低的 70∶30 胰岛素。到目前为止,CareMore 已经让大约 70% 的糖尿病患者转为服用这种成本更低的胰岛素。令人瞩目的是,这导致了血糖水平控制显著改善,所有 CareMore 糖尿病患者的血红蛋白 A1c 指标下降了半个点。为什么会这样?因为价格更低,患者更有能力恰当地服药,而不会为了省钱少服药。

凯撒大西洋中部集团也发起了自己的标准化行动,并已经建立了标准化医嘱。这种标准化让医生和团队无须再疲于预定和跟踪患者化验的结果，显著地提高了效率。比如，若一名医生怀疑一名患者患有丙肝，只需要点击丙肝筛查化验的标准医嘱，无须再监督结果或根据结果补写任何复查建议。如果抗体筛查是阳性，基于原始医嘱中"如果……那么"的条件设定，样本会被自动送去做 RNA（核糖核酸）水平分析，无须医生或医疗团队再预定做一次化验。若分析结果仍为阳性，患者会被预约做肝硬化化验以评判疾病程度。最终，整套化验都是自动化的，若患者被认为已经感染丙肝，会有一名专治丙肝的肝病专科医生无缝地提供治疗。这一切都源于一名医生发出的医嘱。凯撒确保所有丙肝患者都按同样的标准化方案治疗，并与职业协会指南和自己的专科医生保持一致。

韦斯特医疗也有内置于电子病历系统标准化医嘱的标准化方案。跟 CareMore 不同，CareMore 采用一种四分叉方法来实施这些方案：（1）医生自己建立方案和算法；（2）治疗算法与电子病历一体化；（3）医生对方案的遵从与实际结果受到监控；（4）年度奖金与医生使用标准化方案的频率挂钩。

CareMore 的医生审查既有方案，然后相互就最佳的患者管理方式达成共识。开发这些治疗方案通常是韦斯特医疗要求每个医疗分部从事的年度绩效改进项目的内容之一。自从设立以来，这些医生署名的方案就成了韦斯特医疗的电子病历的一部分。比如，在医生给一名患者看病时，会从电子病历顶部看到红色标示，提醒患者已经量过血压而且血压偏高。然后，医生被鼓励使用韦斯特医疗内科医生委员会设计的高血压算法。这最终保证了医生的参与。

医生被"鼓励"采用韦斯特的治疗算法意味着什么呢？首先，医生被告知，选择预先规定好服药和复查的医嘱集合，要比自己费尽心思设定服药和监督计划更有效率。这是因为这种包含内置标准医嘱的算法为医生节约了看病的时间。其次，韦斯特将医生的部分年度奖金与使用算法以及他们的高血压控制率挂钩。根据施瓦茨医生的说法："标准化医嘱的结果是我们大约77%的高血压患者的血压被控制住了。如今，这一比例大约为84%。这似乎是我们能做到的最好水平。全美的平均水平大约为50%。"

最后，美国很多医生组织都开始试图确保沃尔夫女士的孩子们接受不同体检的经历不会成为常态。"这种年度体验是无价值的，"韦斯特医疗的首席执行官施瓦茨医生如是说：

> 每个人的做法都不同，而且没人能确定自己做了什么以及为什么这么做。一名45岁的患者走进来。你告诉我：你怎么给他做体检？你打算检查他的视力、听力？然后，你打算预定一整套血常规化验。这些对这名患者或医疗保健组织毫无价值。

韦斯特不做这种无计划、无价值的年度体检，而是基于联邦医保的健康门诊模型做年度门诊。根据施瓦茨医生的说法，"在接下来的18个月里，我们打算将所有家庭医生体检转型为结构化、标准化并与年龄挂钩的健康门诊"。

与此类似，Aledade作为一家帮助管理责任制医疗组织中家庭医生团队的公司，已经基于联邦医保的健康门诊标准化了它的成

未来的处方

人体检。他们保证患者会接受多药物的评估，确定他们是否服用了太多可能相互影响的药物，此外还要对血压、肥胖程度、胆固醇和脂质、吸烟与戒烟、抑郁与焦虑失调以及中老年人认知受损和跌倒预防做评估。举例来说，对一名45岁的男子，你会筛查焦虑和抑郁、消遣性药品和饮酒、肥胖、锻炼以及心脑血管风险。此外，每个同样年龄的人还要接受同样的标准化体检，不只是家庭医生那天基于往日预定或上一位难忘的患者做过的项目拍脑袋决定的检查。

将标准化变成常规有很多好处。首先，它保证了最高水平的医疗被系统化地提供。标准化让医疗总是与职业协会或政府指南吻合。比如，所有患有丙肝的患者都得到恰当的化验和专科医生建议。或者，在沃尔夫女士的例子里，两个孩子都会做体育活动的检查，都对季节性过敏反应做职业协会建议的标准化治疗。其次，像丰田公司很早就证明的，"标准化促进了有效团队合作"。与沃尔夫的儿科医生诊室那名不清楚怎么做视力检查的护士不同，标准化方案要求他们常规这么做，而且员工不会毫无准备或者试图记住每名医生偏好的治疗方案。有了标准化的治疗方案，所有员工都清楚该做什么化验和治疗，并形成执行它们的习惯。有了这样的习惯，医疗失误就会下降。

再次，医疗标准化转化为可以自动化的标准医嘱集合，就像凯撒医疗的丙肝医嘱集合或韦斯特医疗的高血压医嘱集合那样。这保证了患者不依靠医生或护士时常疲软和消失的警惕性就能获得恰当的治疗。它还保证了效率，即一旦实现自动化，医嘱就无须在每次面对新患者时重写。

最后，标准化还可以为创新和改进赋能。医生、医疗助理以及医疗管理者都可以看到自己的绩效如何，然后改进自己的医疗标准。如果他们的血压控制结果不尽如人意，无须猜测问题是不是出在前后不一致上。他们可以查看标准化医嘱集合是否导致患者血压得到更好控制。如果没有，他们可以调整一种标准服药或做一些别的修改，并评估它的影响。此外，让医生参与医疗方案改进，医疗组织可以促进医疗质量持续地改进。

实践 5　慢病协同管理

罗德里格斯（Rodriguez）女士是一位住在得克萨斯州最南端一个尘土飞扬的小镇里的老年患者。她是一名糖尿病患者，多年来血糖都未得到控制。这导致了多次去急症室门诊和住院。但是，过去几年来，她得到的医疗服务改变了。罗德里格斯现在每两到三周就可以去她家庭医生的诊室检查血糖。到那里以后，乔斯·皮纳（Jose Pena）医生会做一次检查，只有短短五分钟的快速血红蛋白 A1c 化验。他将化验结果分享给罗德里格斯女士和她的女儿，并解释为什么他担心以及她应该如何改变饮食和注射胰岛素。在罗德里格斯离开之前，她会被预约好下周三再来参加诊所举办的每周糖尿病教育讲座。在那里，她可以跟一名营养学家讨论自己的日常饮食并与糖友们交流。在医生预约之后，罗德里格斯女士每周会接到皮纳医生的助理阿斯特罗女士打来的两次电话，询问她的血糖值多高，讨论她应该注射多少胰岛素，以及她应该吃什么。

未来的处方

罗德里格斯女士正在享受的是唐纳诊所对所有慢病患者和高成本、高风险患者提供的"高度个性化"医疗。该诊所有四间诊室、六名医生、六名护士及医疗助理，还有一名负责上门问诊的执业护士。它是一家名为 Rio Grande Valley 的责任制医疗组织的成员，这个责任制医疗组织共有 18 名医生。该诊所和责任制医疗组织服务于一个很贫穷的人群，平均受教育程度是只上过六年级，相当比例的人属于贫穷的老年患者，既有资格享受联邦医保又有资格享受联邦医疗救助。将近 50% 的患者属于糖尿病患者，罗德里格斯就是其中的一员。

根据唐纳诊所负责人皮纳医生的介绍，在加入 Rio Grande Valley 之前，他的大部分患者都没有享受到最优的医疗。事实上，他和诊所内其他医生为诊所 70% 或更多患者提供了不错的医疗。然而，即便是不错的医疗，20% 的患者并未遵医嘱，存在许多医疗鸿沟。更重要的是，30% 的患者从未来过诊所。他们或者已经去世，或者是等病得不行了去急诊室，或者是几年才来一次诊所，或者清楚自己的病情，但未能如期复查。因此，大约有一半的诊所患者未得到皮纳医生和同事们引以为傲的医疗服务。

加入联邦医保的责任制医疗组织项目之后，唐纳诊所每两个月都可以收到他们所有的联邦医保患者的理赔信息。这让他们可以识别所有患者的身份，尤其是那些利用医疗资源多的人和偶尔才来的人。他们建立了一份重点关注患者清单：高成本患者、血红蛋白 A1c 偏高的糖尿病患者以及在过去六个月两次或以上看急症的患者。

他们调整了团队结构。有了联邦医保支付的部分资金，唐纳诊所为三个行医点分别聘请了一名慢病管理员，并为主要的医生诊室聘请了两名慢病管理员。用皮纳医生的话说，慢病管理员就是"医生的帮手"。他们帮助医生与每名患者和他（她）们的家属建立私人关系。在首次门诊中，医生会将慢病管理员引荐给患者和家属，从而确保他们实际上会面对面交谈。患者也签署了一份正式的同意书，告知他们诊所将对慢病管理员的服务向联邦医保收费，而且这名管理员负责常规监控患者的电子病历并打电话。

这名慢病管理员扮演了两个重要角色。首先，他们必须评估每名来看病的患者并建立一份哪些服务缺失或哪些检查临界值或其他值（比如高血压或胆固醇）异常的清单。他们被授权填补这些医疗鸿沟。比如，一名慢病管理员可以注射流感疫苗或做宫颈刮片。然后，他们用红色标出医生必须注意的任何异常化验结果或检查检测值。这就避免了医生从医疗记录中搜寻患者最新和前几次化验结果的必要，它告知医生重点看患者哪些检查结果。

其次，慢病管理员还提供慢病管理。他们跟踪40~50岁的高风险患者，至少每周打一次电话。他们在电话里会提些标准化的问题，比如：你服药了吗？对充血性心力衰竭患者，他们会问：你每三天量一次体重了吗？最近两次体重多少？对糖尿病患者，他们会问：你查过血糖吗？你有没有坚持节食？他们还会跟重要的家庭护理人员交流——通常是女儿或儿媳妇——确定他们了解患者的治疗方案。这些每周的定期通话还服务于一个意想不到但关键的目的：对唐纳诊所的很多年长患者，电话也许是他们唯一的社会互动了。因此，慢病管理员提供的不仅仅是慢病管理，还有有价值的心理和行为健康干预——让患者参与。

未来的处方

最后，慢病管理员强调了唐纳诊所对患者和家属奉行的"打电话或过来"的哲学。过去，诊所的患者对救护车和急诊室门诊利用率很高。如今，诊所以及责任制医疗组织中的其他医生诊室都有一名临床人员全天候守在电话旁边。每周工作日责任制医疗组织会有一家诊所在下午 5：00～9：00 开放，周六和周日上午还有无须预约诊所开放。此外，诊所已经转为开放登记预约，并预留了三次门诊让患者在工作日早晨无须预约看病。他们试图每天都给每个未预约患者看病。他们告诉患者只要感觉不舒服——或如有糖尿病，发现血糖值低于 90 或高于 250——就打电话给医生或管理员，或者直接来诊室。这种哲学显著地降低了救护车和急诊室的利用。

Rio Grande Valley 的责任制医疗组织还建立了复杂病例管理团队，瞄准那些病得最重的 2%～3% 患者。这些患者要么病重，要么有严重的社会心理分裂——"严重的居家问题"——根据皮纳医生的说法，其中大约半数患者诊断出抑郁症。团队包括一名医生、一名社会工作者、一名牧师以及一名家庭健康机构团队成员。该团队每周碰面一次评估病例和他们的治疗方案。医疗干预几乎总是包括上门问诊，更多的是专业咨询而非传统医疗。

唐纳诊所还有一名负责家庭护理的执业护士，上门拜访那些刚出院且行动不便的体弱多病老年患者，以及 50 岁左右的养老院患者。她会给无法去诊所或药房的患者带来流感或肺炎疫苗。每名患者每月至少会有一次上门服务。

Rio Grande Valley 责任制医疗组织的结果令人印象深刻，尤其考虑到它的服务人群通常被认为是最难管理的：贫穷、教育程度低、不会讲英语的老年患者。五项关键糖尿病质量指标——血红蛋白A1c控制、血压控制、低密度胆固醇控制、戒烟与阿司匹林服用——的绩效从20%的控制提升到将近50%。责任制医疗组织中最好的诊所的控制率为80%。这个责任制医疗组织中的糖尿病患者血红蛋白A1c控制在低于9%，跻身美国前90百分位。自2012年成立以来，这个责任制医疗组织每年节约的成本超过1 000万美元。

这是有效的慢病管理应有的样子。没有什么高科技，也不复杂，只靠很多很多的人际互动保证每个高成本、高风险患者始终获得基本的医疗。

这样的慢病管理至关重要，事实上可能是最重要的转型实践，因为这是医疗花费最大的地方。在所有医疗支出中，只有大约14%花在急性病和急诊，像骨折、磕伤之类。绝大部分资金（大约84%）花在慢病上（参见图4.2）。在慢病类别中，支出大量集中在少数患者身上。批评者哀叹高成本困扰着美国庞大的医疗体系，他们没错。但是，实际情况是1%的患者花掉了大约20%的成本，5%的患者花掉了50%的成本，10%的患者花掉了将近67%的成本（参见图4.3）。这些高成本的患者患有充血性心力衰竭、肺气肿、冠心病、哮喘、癌症、糖尿病、多发性硬化以及其他慢病。因此，要实现三重目标中的成本降低，美国医疗服务体系必须更好地照护像罗德里格斯女士这样的慢病患者。

为了转型慢病治疗，三级预防是最重要的。当多数人听到"预防"这个词时，他们想到的是一级预防，就是像打疫苗、肠

未来的处方

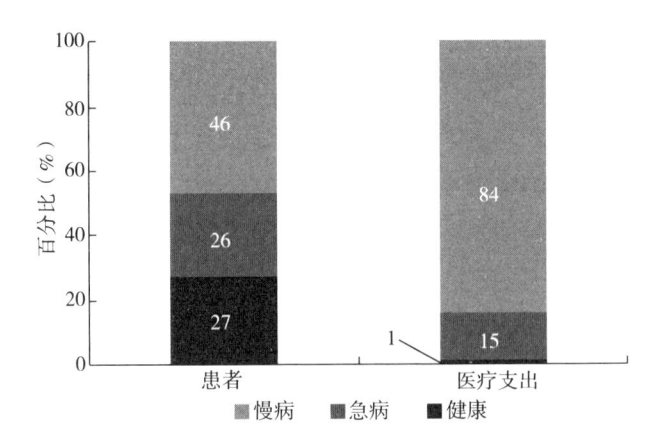

图 4.2　分病种患者的医疗支出（2011）
资料来源：http://jamanetwork.com/journals/jama/fullarticle/176989。

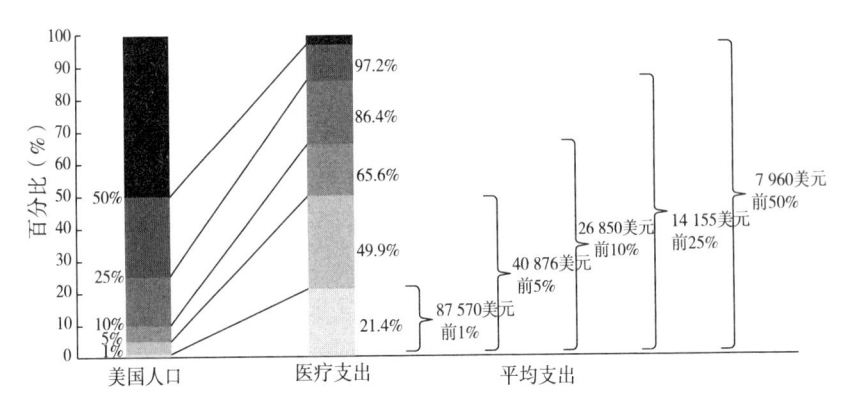

图 4.3　美国卫生支出分布情况（2010）
资料来源：医疗费用小组调查的家庭组成部分 AHRQ（2010）。

镜检查或者乳房 X 光之类旨在让健康者预防患病的干预。还有人会想到二级预防，也就是针对具有罹患某种疾病高风险的人群进行干预，比如给胆固醇偏高的患者开斯达汀，降低患心脏病或中风的风险。毫无疑问，这些预防都很重要，但是，至少从转型医疗服务体系从而提高质量和减少不必要成本的角度看，它们跟三级预防相比是小巫见大巫。

三级预防聚焦于已有患者的问题,比如糖尿病、心脏病发作过的患者、因哮喘住过院的患者以及患有抑郁症的人,其目的是预防疾病恶化和并发症。比如,对糖尿病人的三级预防会侧重于预防感染、坏疽和截肢。

三级预防的关键是 Rio Grande Valley 的责任制医疗组织以及像 Iora 医疗和 CareMore 这样绩效突出医疗组织提供的那种慢病管理。就像 CareMore 的首席执行官所言:"让我们直面现实吧,慢病管理不是火箭科学这种尖端技术,它是要持之以恒地打好基础。"什么是基础呢?总而言之,有效的慢病管理包含五个步骤(参见表4.2)。

表4.2 慢病管理的五步骤

步骤	简介	举例
识别高风险病人	使用数据和"医学直觉"来识别高成本、不稳定或可能住院的患者。	Iora 的担忧分值,有4个等级:紧急、高、中、低。注意力集中在8%~9%的高风险患者身上,其中医疗的追踪可以通过医疗管理来改变。
在家庭医生和专科医生团队中嵌入医疗管理员	在医疗团队中将慢病医疗协调员与医生联合起来。	VillageMD 让医生亲自将诊所的医疗管理员介绍给患者和家属,以建立个人关系。
授权医疗协调员或办公室其他人员以弥补医疗缺口	不依赖医生来填补医疗缺口;相反,委托医疗协调员或诊所其他人。	医疗管理员或医疗助理安排标准化的检查和程序,如流感疫苗和结肠镜检查。
提供高度个性化的服务	通过电话联系高成本、高风险的患者,在特定的诊所为他们治疗,例如,营养咨询或进行频繁的家访。	唐纳诊所的医疗协调员每周致电患者,或在诊所为患者检查重大疾病和服药依从性,病情不稳定的患者定期由执业护士进行家访。

119

未来的处方

续表

步骤	简介	举例
确保频繁的联络	（1）让患者了解他们的疾病。 （2）鼓励疾病监测。 （3）增强服药依从性。 （4）创造社会参与。 （5）培养患者来电问诊或来诊所而不是急诊室的习惯。	CareMore 不断地为糖尿病患者讲解他们的疾病、正确饮食的重要性、为他们修剪脚指甲以避免划伤、测量他们的葡萄糖以帮助他们注射胰岛素。在诊所中、通电话时、在与营养师会面或为病人剪指甲时候进行讲解，建立频繁的互动，并鼓励每位工作人员都进行分享，推进治疗计划的共同遵守。

第一，成功转型的医疗组织有一套判断高风险患者的流程。他们通常依靠员工的格式塔认知（gestalt）或简单数据支持的医疗直觉，比如近期住院情况、多次进急诊室、处方数超过 8 次或者血红蛋白 A1c 偏高。仅仅依靠医生的回忆会导致患者清单中误把"麻烦多"而不是高风险的患者纳入进去，而且经常漏掉一些患者，比如皮纳医生提到的因为不来诊所看病而被忽视的那 30% 患者。因此，将简单的客观数据与主观的医生和护士评估结合起来才能得出最佳的高成本、高风险患者人数预测值。

第二，尽管每个组织会有不同的家庭医生团队配置，所有组织的家庭医生或专科医疗团队中形式上都有一名慢病管理员、健康辅导员或者像唐纳诊所中的布伦达·卡斯特罗（Brenda Castro）那样的人。他们不会将这个角色外包给一家用电话进行干预的疾病管理公司或一家保险公司的呼叫中心。这种共同安排允许医生直接和亲自介绍并将患者"移交"给医疗管理员。按照 VillageMD 的克莱夫·菲尔兹（Clive Fields）医生的说法，"如果可能的话，医生在检查室就会将医疗管理员介绍给患者和家属以便他们私下联系"。

第三，医生诊室或医疗保健组织优先考虑的是有效率地安排医生检查诊断。他们授权慢病管理员或医疗助理来填补医疗服务鸿沟，比如在安排医生检查诊断期间预定宫颈刮片或注射流感疫苗。他们不依靠医生来填补服务缺口，而是建立一套没有医生参与的体系，并保证这些缺口会被补上。

第四，也是最重要的，这些组织依靠频繁与患者和家庭医生接触。用皮纳医生的话讲："管理患者的关键是频繁地打电话、预约见面和家访。"慢病管理做得好的医生诊室和医疗保健组织未必部署了很多设备，比如连续的葡萄糖监控仪、连续的心脏监控仪、高科技的配药器和远程相机监控器。他们靠的是人与人之间的大量接触，包括医疗团队中的每个人。简而言之，成功的组织都有低科技、高接触的特征。

第五，转型的医疗保健组织都心无旁骛地专注于这种经常的接触：教育患者了解自己的疾病，授权患者日常监控自己的疾病、确保患者服药，让患者参与社会交往，将患者一有情况就上急诊室的本能反应转变为先联系慢病管理员或医生诊室。

Iora 医疗集团是一个在 9 个州有 29 个执业点的营利性家庭医生集团，它也是以非凡的慢病管理著称。在 Iora 医疗集团，一切始于"担忧分值"。传统上，一个医生的注意力放在"吱吱作响的轮子"上，也就是打电话或直接来诊室抱怨哪里不对劲、要求医生关注自己健康问题的患者身上。但是，在 Iora 医疗集团，医生被教育要将注意力放在患病的患者或将要患病的患者身上，无论它们是否"吱吱作响"。这得益于 Iora 的"担忧分值",它被开发出来引导医务人员将时间从那些喜欢忧心忡忡但身体相对健康或病情稳定的人身上转移到高风险的慢病患者身上。

Iora 医疗集团的担忧分值经历了三次反复。每次修正都导致了打分简化。起初,打分范围是 0~100 分,目的是判断一名患者在未来 90 天内住院的可能性。但是,事实证明这过于复杂,难以精确地识别高风险患者。第二代打分范围 0~10 分,但这仍然太复杂。第三代打分只有四个等级:紧急性、高度担忧、中度担忧、低度担忧。

这个医疗管理团队的格式塔决定了打分的高低。为了给每名患者打分,该团队将诸多信息汇总起来,包括客观信息和主观信息。前者包括住院、近期上急诊室、住在养老院之类的机构、异常检查检验结果等信息,后者包括患者在与健康辅导员打电话时声音不对、没有接电话、最近失业,或者正在闹离婚等信息。医疗管理团队不是用一套正式算法,而是靠大脑将这些信息整合起来。Iora 医疗集团更愿意依靠医生和护士的专业知识,因为它发现健康管理团队的直觉多年来都更准一些,而且令人惊讶地与基于详细理赔数据建模得出的定量指标高度正相关。当然,这么做还有一个好处,靠医生的直觉要比实施复杂的预测建模更便宜、更有效率。

一旦患者的担忧分值打好,就会被醒目地显示到该患者的电子病历上,指导临床医生判断如何对这名患者实施最佳医疗。低风险患者是健康的人,一般只需要预防服务或者至多因为意外事故引发的急性(但非救命性)医疗。这些患者可以通过简洁的年度"报到"来做保健，这种报到（视具体情况而定）也许无须患者到诊所做体检，而是可以发短信或打电话完成。紧急性患者是被列入"危机名单"的1%~2%患者。这些人要么住院了，要么面对严重危机。然而，真正关键的患者是那些被归类为高风险的患者，因为他们的轨迹可以通过一个医疗团队的干预显著地改善。高风险患者占Iora医疗集团患者总数的8%~9%，通常要么有多种慢病（其中一些未得到妥善控制）、社会问题（比如家庭或住房问题），要么有心理健康问题。为减少将来对急性医疗服务的需要，这些患者将受到健康辅导员的持续关注。

Iora医疗集团的家庭医生团队有点特别。它的慢病医疗协调负责人被称为"健康辅导员"，他或她跟一名家庭医生结对子，并在同一个诊室上班。这名健康辅导员通常要同时跟踪20~40名高风险患者。他们负责在门诊期间为患者安排医生检查诊断，填补医疗项目缺口，跟患者交流他们任何的健康或心理问题，并做动机性访谈和行为调整辅导。

在Iora医疗集团的医疗中心，每天家庭医生、健康辅导员、诊所管理者、行政人员及其他人要聚到一起开45分钟晨会。这些晨会的主要目的是判断哪些患者"有危机或麻烦"，复查已经发现的紧急性患者或高风险患者，并谋划好应该实施的干预（打电话、门诊、家访），以及该由哪些团队成员来服务危机名单上的患者。

CareMore是一个联邦医保优先项目，现在属于Anthem，它开创了一种新的慢病管理模式。CareMore总部在加州南部，其服务重点是体弱多病的老年人。它管理高成本慢病患者的模式建立在高频率的互动、延长医疗服务流程以及有效实施公认的指南和治疗路径上。从这个意义上讲，CareMore 管理慢病患者的秘诀事实上相当简单。按照萨钦·贾殷医生（受过哈佛训练的内科医生，CareMore 的新任 CEO）的说法就是：

> 直面现实吧，我们的条件跟别人一样。我们都在用同样的论据。但是，我们的做法与众不同，我们扮演的角色不同，医疗的场所不同，花在患者身上的时间不同……有趣的是，如果我们接到患者的投诉，投诉的往往是患者觉得 CareMore 员工的耐心问诊和交流时间太长了。

最后，CareMore 把时间列为患者医疗服务中的重中之重。

CareMore 用多种方法识别慢病患者，但都不涉及高科技和预测性算法。他们最成功的方法相对有点老套：用医生的直觉、最近的入院、令人担忧的检查化验结果以及预约频率。被确定为高风险的患者会被列入诊所的"战争布告板"，这是一种被用于跟踪高风险患者的白板。据 CareMore 的一名医生所言，此板有很多好处：

> 任何人都可以把一名患者放到那上面：住院医生、医疗管理者、医疗助理。基本上是我们认为体弱多病或高风险的任何患者。我们一般会写上患者的姓名、他们的基本诊断、最近的住院时间以及我们最后与其接触的时间。此外，所有被我们定为"红色"级别的患者——我们认为他们有住院或重复住院的高风险——都会被放到战争布告板上。

至少每月一次，整个团队会评估战争布告板上的约 25 名患者：

> 我们还每月跟整个团队——医疗管理者、医生、社会工作者、电话团队、行为健康团队——碰头一起复查所有这些患者。我们会一起复查那些病例，试图主动管理他们、维护他们的健康，并让他们远离医院。

就是通过这样的方式，CareMore 保证了风险最高的患者很少失联，而是被积极地跟踪和讨论，以防他们未来住院。

CareMore 不直接雇用家庭医生，而是合同外包给社区医生帮忙照料自己的患者。它们每月向家庭医生支付一笔有保证的费用，也就是人头费，但他们不这么称呼。该费用是将 CareMore 的联邦医保患者平均每年的付费——通常是每年 6~7 次家庭医生门诊——分摊到 12 个月里面。

社区的家庭医生被鼓励将自己难以治疗的患者转诊给 CareMore 的医生。当地的家庭医生通常会将没有控制住的高血压、难以应付的糖尿病、不按时服药或每年看病次数太多的患者转诊过来。由于没有财务惩罚（医生仍然每月得到有保证的付费），医生担心 CareMore 会"偷走"他们的患者顾虑得以缓解。此外，这还解放了社区家庭医生，让他们有时间看其他的付费患者。

另一种识别高风险患者的方式是 CareMore 的"健康启动"检查。每名与 CareMore 签约的老年人都可以做一次全面的"从头到脚的体检（大约 1 小时），包括他们的所有用药情况、所有病历以及老人提出的所有要求"。这种检查还帮助甄别精神健康问题、认知不足以及社交问题。大约 80% 的新签约人都享受了这种检查。健康启动检查给 CareMore 带来了可观的财务好处，因为它允许团队识别和登记所有并发症以供联邦医保做风险调整，从而保证了从一开始每月的联邦医保付费额度更高。这种检查也是成本有效的，因为它是由 CareMore 的受聘执业护士来做，而不是由医生来做。最重要的是，这种检查往往会发现急性和慢性问题，比如未控制住的高血压、慢性肾衰竭或抑郁症，让 CareMore 的医生可以在患者上急诊室或住院之前立即实行干预，由此节约了大量成本。

CareMore 还识别所有住院患者，很多此类患者做的都是选择性手术，可以从当地家庭医生那里获得回访，但有些病得很重的人需要 CareMore 立即复查。

最后，CareMore 还会利用自己的数据发现所谓"红旗警示"患者，比如连续两次血红蛋白 A1c 指标偏高的患者、医生开抗凝血剂的患者或者"像哈里斯女士那样 95 岁高龄还要看 6 位医生的患者"。CareMore 还用预测模型评估一个社区的风险得分，考虑的因素包括住院次数、慢病情况以及服药情况，这有助于识别需要特别关注的慢病患者。

一旦这些患者被识别出来，CareMore 不会等患者来找他们，而是主动联系这些慢病患者，请他们来看门诊。比如，被健康启动检查诊断出健康问题的患者在离开诊所之前，必须先跟一名慢病管理员面谈，预约一名饮食专家或心理治疗师，开适量的高血压药，接受如何使用远程医疗血压穿戴设备的培训，或者预约一名执业护士。类似地，刚出院的患者会有人上门随访，或在出院之前安排好诊所预约。其他患者也会有人主动联系。CareMore 的前任首席执行官莱辛是这样说的：

> 大约90%的美国家庭医生门诊是因为人们感觉不好，早晨醒来，打电话……但是，在我们这里，会有人主动每天、每周和每月给患者打电话，这才是真正的家庭医生服务……我们给那些服用华法林纳片的患者打电话，让他们来我们的抗凝血剂诊所，让我们帮他们管理INR（国际标准化凝血酶原时间比值），等等。

CareMore已经组建团队照顾这些病得更重的慢病患者，目的是为他们提供门诊服务，从而防止病情恶化不得不上急诊室或住院。像Rio Grande ACO和Iora医疗，CareMore也有自己的慢病管理员。CareMore的医疗管理者与医生、执业护士和其他提供者齐心协力。他们当面了解患者的情况，而不是通过电话。因此，当他们呼叫一名患者时，彼此之间已经建立了私人关系。

另一个关键团队成员是一名只有CareMore才有的医务人员：延伸医疗服务提供者。这名医务人员将传统医生的角色延伸到更全面的慢病管理医生。他每天早晨要拜访6~10名住院患者。这项工作负担相对较轻，这样他就有时间做医院外的医疗活动，不会被搞得精疲力尽。下午，延伸医疗服务提供者要跟所有执业护士和慢病管理员一道复查医院的每个病例，识别出必须做哪些工作才能更快捷地将患者转到一家康复护理机构、让其出院回家或做些别的安排。通过这些当面交流，患者会基于并发症风险高低被分类为红色、黄色和绿色。并发症意味着需要更多医疗服务。

"绿色"患者是那些只需与当地医生预约一次复查的患者。

未来的处方

与之相对的极端是"红色"患者，用一名医生的话讲就是"如果不是出院当天，至少第二天会马上接到病例管理者电话的患者。他们会在 CareMore 的诊所内由延伸医疗提供者看护 24～48 小时"。利用住院期间与患者和家属建立的纽带，这名延伸医疗提供者能够在 CareMore 中心的下午诊所内继续提供医疗。有时候，这种医疗只持续到患者情况稳定，此时患者的管理会交换给他们的社区家庭医生。其他时候，比如对晚期充血性心力衰竭患者或肺气肿患者，延伸医疗提供者将在他们剩下的时间里担任他们的医生。这名提供者还会接管通过其他机制发现的高风险慢病患者："该模式赋予延伸医疗提供者对患者的管理权。"大约 20% 的 CareMore 患者由延伸医疗提供者看护，有些只是临时看护，有些是一直看护到临终。

CareMore 慢病管理哲学的另一个关键要素是设立了专门诊所管理特定的慢病，这些慢病若不及时治疗就可能导致急诊门诊或住院并产生更高成本。前面讲过，CareMore 有一个抗凝血剂诊所。该诊所完全由医疗助理而非医生或护士运作。这些医疗助理只负责抗凝血剂教育、健康和药品调整，但他们必须确保自己认识每名患者。CareMore 还有一个糖尿病足部护理的专门诊所，负责剪指甲、挑鸡眼或小伤口。CareMore 用这些诊所预约教育患者了解各种健康问题，比如护理好自己的脚对预防严重感染、坏疽和截肢的重要性。CareMore 的一名高级主管这样解释：

> 谁是预防糖尿病截肢最好的人？患者本人……最后，一个清楚自己的皮肤有任何裂痕都要立即关注的人才是最终预

防糖尿病截肢的最重要人选。

因此，我们认为，清楚自己的身体正在发生什么的患者是更好的帮手……我们告诉他们："这就是你的脚那么脆弱、皮肤的裂痕不痊愈、你也许感觉不到、你必须检查自己的脚的原因。"

我们认为患者必须清楚自己的脚为什么如此重要，等到出现无法痊愈的大伤口就为时已晚了。这也要求我们 CareMore 的人员提供剔除鸡眼和剪指甲的服务。我们之所以要帮他们剔除鸡眼，是因为如果他们自己做会在足部留下一个洞。我们宁愿他们别自己做。

CareMore 的足部诊所还为慢病管理员每月提供一次与糖尿病患者互动的机会，看他们是否正确服用了胰岛素，饮食是否得当，以及患者生活中是否有任何可能导致血糖水平无法控制的压力。

这个足部诊所不是 CareMore 为糖尿病人提供的唯一项目。它还有一名执业护士花时间跟每名患者解释如何服药，提供饮食指导，帮助患者"阅读并理解自己购买的食品罐上的标签"。最近，一名药剂师开始与服用 10 种或以上药品的患者碰面。一名医生这样描述这一项目，"她会约见患者，试图减少多重用药，识别高风险的药。她还帮助患者坚持服药，尤其是糖尿病患者"。以这样的方式，医生以外的医疗提供者得以对患者医疗做出贡献。

CareMore 还意识到这类慢病医疗必须长期留意。最近，CareMore 发现自己的员工有点松懈，他们未能控制好医疗项目中的所有糖尿病或充血性心力衰竭患者。为解决这一问题，CareMore 更

未来的处方

新了它的临床实践,包括回顾异常的实验室化验结果、疾病登记以及患者名单。他们最终将有资格参与疾病项目的患者比例从20%重新拉回到70%。即便是最好的长期项目也必须时刻留意。

多年来,很多人已经明白,慢病患者的医疗管理对提供高价值医疗至关重要。很多慢病医疗管理尝试都未能达到预期的效果。其中有很多原因。但是,那些成功的组织似乎都遵循了同样的五大步骤(参见表4.2)。对成功至为重要的是将医疗管理者与医生及其他临床医务人员安排到一起办公,让他们组成患者医疗团队,经常与患者保持私人接触。这类医疗管理将转型诊所照顾这些患者的成本降低了20%或更多。

上述五项实践——从预约、登记和安排医生检查诊断,到绩效度量、医疗标准化和慢病医疗协同——主要聚焦于医生诊室的转型。幸运的是,很多组织都有如何变革这些实践的重要经验。最终,这些组织都对何为最佳变革得出了非常类似的结论。比如,预约应该摆脱医生的控制;医生诊室应该实行开放登录预约,每天一开始要留下20%~50%的开放预约。与此类似,成功的慢病医疗协同必须遵循五个一致的步骤,最重要的是慢病医疗管理者要跟医生一起办公,医疗管理者要与患者打造私人关系,并频繁地——真的要频繁——与患者接触。每个转型成功的医疗组织基本上都是这么做的。成功组织与落后组织之间的差异在于它们是否遵循了这些步骤,更重要的是在执行上心无旁骛。成功的诊所与医疗保健组织一定会解决掉面临的大大小小的挑战,同时意识到变革是需要时间的(参考第八章)。

在接下来的一章,我们将关注与其他医疗服务提供者之间关系的改造，并强调以下几个方面：对偏好敏感性病况（尤其是高成本的手术）引入共享决策；有选择地只与绩效突出的专科医生、医院和其他机构合作；系统性地致力于医疗服务的去机构化。由于很多医疗成本围绕手术、专科医疗和机构化医疗展开，这些转型实践对降低不必要的医疗和每单位的医疗服务成本是非常重要的。

第五章　12 项转型实践之转型医疗保健组织之间的互动

实践 6　共享决策

跟另外 3 100 万美国同胞一样,我的一位同事乔治多年来受尽了下背部疼痛的折磨。一切痛苦的根源来自他在大学二年级帮当时的女友搬家。虽然乔治练过举重,而且在一项高尔夫课程中做地勤,但这次搬家造成了可怕的痉挛,让他在地板上躺了好几个小时。数年后,也就是 2010 年,乔治正在一家旅馆的健身房练举重,背痛又发作了,他不得不扔掉哑铃,导致食指断裂。在这次意外之后,乔治被送到一家医院躺了两天。核磁共振成像显示他有腰椎间盘突出。

2014 年冬,乔治开始感觉到神经痛。根据他的叙述,他当时感染了肺炎,几周来一直在咳嗽。康复之后,乔治带两个女儿去

第五章 12项转型实践之转型医疗保健组织之间的互动

一家游乐场玩，跟她们一起玩蹦床。在弹跳过程中，他感觉到自己的背部被扭了一下。疼痛迅速恶化，让他的左腿无法动弹。此后，他的疼痛时坏时好。有时候痛到他无法集中精神上班。他的家庭医生让他拍了 X 光，然后又做了一次核磁共振成像，结果显示他有两处突出，一处位置在腰椎 L4－L5，另一处位置在骶椎 L5－S1。乔治面临多项选择：做理疗，服用止疼药，打类固醇或者做背部手术。最后，乔治按自己的本能做了选择。

背痛治疗属于经典的"偏好敏感"情况。患者选择哪种治疗、坚持多久，取决于他们如何权衡自己的疼痛、各种干预缓解疼痛的概率、多久才能缓解疼痛以及干预的风险等诸多因素。有几百种疾病有多种治疗选择，这些治疗方式存在风险、收益、治愈时间和成本差异。其中包括骨关节炎引发疼痛的髋关节和膝关节置换、乳腺癌手术，以及慢性稳定心绞痛的支架或治疗，还有前列腺增生的手术或治疗，甚至还有预防心脏病发作的阿司匹林。最后，患者往往必须靠本能做最后决策。这种决策可以参考技术性的医疗信息，但从根本上讲是对不同时间范围内的不同风险、症状与副反应的取舍。

对许多像乔治这样的患者，他们接受的干预通常取决于他们碰巧先看哪位医生，以及有哪些选择。比如，根据美国联邦基金（Commonwealth Fund）的研究，面临医疗决策的成年患者中只有不到一半报告他们的医生曾经询问过自己有关治疗的目标和顾虑。

过去十几年来，很多医生已经开始认同这样的决策应该交给患者，而不是自己代替患者决策。这就是著名的"共享决策法"。这是一种系统性流程，像乔治这样的患者可以获得有关手术的相关信息，通常附带有某种正式的决策辅助，可能是一份文件或（更多时候）是一段视频，还可能是引导患者完成手术的计算机程序，介绍手术的目的、基于已发表数据的手术风险和好处，通常还有其他患者提供的信息。然后，患者可以基于自己获取的信息、自己的偏好与医生讨论并做出决策。

对决策辅助和共享决策的研究已经证明了在质量和成本多维度上的优势。2014 年，Cochrane Collaborative 对 115 项研究（涉及患者超过 3.4 万名）的回顾发现了令人鼓舞的结果，包括患者的知识增加以及昂贵医疗服务的使用减少。回顾的概要这样阐述决策辅助与共享决策：

（1）改善患者对医疗选择的知识（高质量证据）；

（2）让患者更了解、更清楚对自己最重要的东西（高质量证据）；

（3）让患者对医疗选择的潜在好处和伤害有更准确的预期（中度质量证据）；

（4）让患者更多参与决策（中度质量证据）。

在某些像髋关节置换这样的情形中，应用决策辅助还减少了选择高成本化验与治疗的患者数量。

基于这项研究，《奥巴马医改法案》第 3056 节设立了"睡眠者条款"，旨在资助从事决策辅助认证的独立机构。由于多种原因，主要是缺少来自联邦政府的积极支持，《奥巴马医改法案》的这一部分直到最近才引起关注。然而，很多个体医生诊室、诊所和医疗保健组织已经通过实施自己的决策辅助与共享决策来转型其医疗模式，尤其针对昂贵的偏好敏感性疾病状况。考虑到某些偏好敏感性手术的数量与成本，这一点格外重要。每年有超过70万例膝关节置换和33万例髋关节置换，还有很多背部手术，加起来耗费的总成本高达数百亿美元。只要手术率温和下降——也许是因为患者意识到了手术康复时间很长，并明白存在无法止痛的风险，或者内心并不想做这种手术——就可以在临床结果相同、同时保证医疗尊重患者偏好的前提下带来显著的成本节约。

团体保健联谊社（GHC，Group Health Cooperative）是华盛顿州一家传统的一体化医疗服务组织，目前隶属于凯撒医疗集团。它可能是对实施决策辅助和共享决策流程最积极的。2009年，团体保健联谊社启动了一项共享决策实验，涉及12种偏好敏感性病况，包括乳腺癌手术、骨关节疼痛引发的髋关节和膝关节置换，良性前列腺增生和早期前列腺癌引发的前列腺切除术。这些早期实验提供了重要发现。当专科医生比如整形外科医生最先发布决策辅助时，他们发现难以将这些决策辅助融入常规的患者人群，因此大部分患者事实上并未获得决策辅助，并参与共享决策。但是，改让负责转诊的家庭医生发放决策辅助（一个程序网络或一张附带程序的DVD光盘）以后，更多患者参与到共享决策中。即便没有最优使用它们，仍然实现了质量提升。获得决策辅助的患者感觉自己更清楚治疗选择，与医生的交流更自信，对治疗的选择更满意。成本节约了，但各种手术情况的改进程度有所不同。比如，引入决策辅助与共享决策以后，髋关节置换术下降了26%，膝关节置换术下降了38%。总体而言，考虑到替代的治疗措施，这些手术下降在六个月内导致成本降低了12%~21%。然而，在某些情形中，比如良性子宫病灶的切除，手术率或成本皆

未来的处方

未有统计显著的下降。但是，决策辅助与共享决策也没有抬高成本。

由于它改进质量的同时保持收入中性甚至节约了成本，团体保健联谊社决定分四步推广共享决策计划（参见表5.1）。首先，培训医务人员。使用决策辅助更重要的是与患者交流他们对医疗干预的偏好，并不是人们天生就具备的技能。医生、医疗助理及其他医务人员都需要接受决策辅助使用与共享决策对话方面的培训。这包括观看或阅读决策辅助视频，学习如何询问和了解患者偏好。单单掌握有关替代治疗措施的基本知识本身未必足够。

表5.1 实现共享决策的步骤

步 骤	简 介
医护人员培训	临床医生观看视频或阅读辅助材料，并培训临床医生如何与病人交谈，以了解他们的需求。
整合工作流程	在看家庭医生之前，为患者提供决策辅助。
"预先反馈"型患者评估	通过使用决策辅助，患者可完成关于医疗认知和需求的调查，这一结果将提供给临床医生。
追踪决策辅助的使用和特定需求情况的识别运用	为临床医生提供决定使用频率和医疗程序的非盲对比数据。

其次，团体保健联谊社尝试将决策辅助更好地安排整合到工作流程中。团体保健联谊社为患者提供网络或DVD形式的决策辅助。由于多数针对的是手术或专科医疗，受青睐的选择是患者的家庭医生在推荐患者看外科医生或专科医生之前将决策辅助发放给患者。

再次，在获得决策辅助之后，患者会被要求填写一份调查问卷，评估患者对面临的选择、自身的偏好以及他们倾向于何种治疗方案的了解。这份患者信息会通过团体保健联谊社的电子病历发送给外科医生或专科医生，为后者随后与患者讨论提供参考。

最后，团体保健联谊社跟踪并按季向医生报告自己在偏好敏感性病况方面的决策辅助使用率与相对利用数据。因此，整形外科医生可以了解到自己有多少患者采用了决策辅助，自己做了多少膝关节和髋关节置换，与同行相比如何。

由于决策辅助和共享决策会减少偏好敏感性病症患者对某些治疗方式的利用，医生会对它们的使用存在抵触情绪。即使医生领取固定薪资，因此多做手术也无法赚到更多，团体保健联谊社仍然遭遇了部分医生的抵抗。医生担心，如果拒绝做前列腺切除术的良性前列腺肥大和早期前列腺癌患者越来越多，对泌尿科医生的需要会下降。类似地，如果选择放支架的慢性稳定心绞痛患者越来越少，团体保健联谊社可能就不需要那么多心脏病专科医生了。这种担忧并非毫无根据。家庭医生诊所对此不会特别担心，因为利用下降的感受主要体现在转诊中。但是，对大型的多团体专科医疗组织和医院体系而言，这的确是个问题，因为它们的专科医生往往过剩。为缓解这种担忧，团体保健联谊社鼓励医生评估决策辅助以及患者对共享决策的反应。一旦围绕决策辅助的对话重点转到如何更好地教育患者并提高决策质量，医生的戒备心就没那么强了。

多年来，团体保健联谊社实施了多个有关决策辅助的示范项目。看到积极的结果之后，它致力于系统性地将其融入自身实践。现在，大约有250种疾病都存在决策辅助。一个重要的目标是将

未来的处方

决策辅助的部署从手术和专科医疗延伸到家庭医生干预,比如癌症筛查和阿司匹林服用。

这种扩张面临很多挑战,即使在像团体保健联谊社这样坚定的地方。其中一个挑战是将决策辅助和共享决策对话融入工作流程需要反复和频繁的变革。这不是一蹴而就的事情,它要求经常调整,而且不同部门的方法各不相同。另一个挑战是决策辅助市场缺乏竞争。尽管很多组织已对特定的治疗方法(比如肺癌的高级医疗规划和CT筛查)设立了专门的决策辅助,但目前仍然只有三个主要的商业生产商:Health Dialog、Healthwise 和 Emmi。因此,决策辅助的使用不是免费的。团体保健联谊社不愿向我提供精确的成本数据,但表示系统性地使用决策辅助的成本绝不止一张DVD,但患者人均成本低于50美元。与每次髋关节置换大约2万美元的支出相比,这微不足道。至少在团体保健联谊社,放弃髋关节和膝关节置换与背部手术带来的成本节约足以资助所有的决策辅助与共享决策行动。

CareMore 的共享决策流程没有团体保健联谊社那么正式化,但也有意识地将其整合进了选择性手术的患者的医疗流程中。起初,很多背痛的 CareMore 患者被转到当地社区团体做手术。然而,看到数据之后,CareMore 的医生意识到这些社区转诊事实上并未帮助患者缓解背痛。CareMore 的一名高级管理人员解释说,"背部手术做得越来越多,植入的硬件越来越多,但背部手术失败仍然越来越多"。于是,CareMore 改变了它的手术程序。由于很多患者是体弱多病的老年人,CareMore 的医生选择确保患者在手术前处于适合手术的最佳状态。"要求做任何一种要从全身或脊椎麻醉的选择性手术的患者必须到CareMore的诊所做一次术前评估。"这种术前门诊的目的是确保知情同意和共享决策流程得到尊重。对背痛患者，CareMore会向患者解释手术的风险与好处——他们疼痛缓解的概率、手术到康复要多久、他们最后要上呼吸机的概率，等等：

> 经常的情形是患者直接找家庭医生，然后被转诊到外科医生，预约手术。他们内心绝非真想做手术……他们告诉我们："我不想做手术。我只想感觉好一点，也许服用一点止痛药就行了。"但是，没人真的会花时间向他们解释风险和好处，并坐下来跟他们讨论。他们直接被家庭医生推给外科医生做手术。

CareMore的确尝试了正式的决策辅助，但从老年患者群体那里只看到了混合的结果。最后，它们选择不用这样的决策辅助："而是进去跟每个患者私下讨论，向他们解释统计数字如何。这对我们的医疗模式其实很关键——与患者建立纽带而不是用表格和视频。"

确保患者真正知情同意和共享决策还有一个好处——时间。在很多这样的例子中，尤其是背痛、膝盖痛以及疼痛缓解的其他干预，时间本身可能就是一种治疗干预。CareMore不仅通过要求术前门诊必须与获得知情同意挂钩来延长流程，还与一所脊椎推拿协会合伙向背痛患者提供脊椎推拿、针灸疗法和其他服务：

> 我们找到这家脊椎推拿协会，对他们说，"你们能为我们

的患者做点什么争取一些时间吗？你们能为他们做脊椎推拿吗？或者给他们做针灸"。坦白说，缓一缓之后很多患者的背痛就会自动好转，无须做任何手术干预。我们还给患者注射硬脊膜外麻醉剂，即使文献已经证明这不管用，（但）这会暂时缓解疼痛，而且争取了时间。

即使这种脊椎推拿和针灸并未在随机试验中得到证明，它们对某些病例是有用的。整个流程——知情同意和脊椎推拿服务——也有助于确保患者得到自己想要的医疗，而且在一定程度上减少了选择性和昂贵手术的使用。

转型的诊所之所以对偏好敏感性病况引入决策共享，是出于两方面的考虑。首先，通过增进患者的知识并对自己的决策感到宽慰，它改善了患者体验。其次，至少对髋关节和膝关节置换，它减少了手术的使用。它似乎劝说了很多患者推迟或放弃手术改用更保守的治疗。但是，团体保健联谊社的示范告诉我们，将共享决策融入工作流程的确要求付出努力和做出某些调整。

实践 7　服务点——转诊与卓越中心

我们刚刚终止了跟奥兰治县的一个心脏病团体的合作。我们与他们签订了按人头付费的心脏病服务合同，其中未覆盖电生理学服务。我们查阅了他们的电生理学服务使用情况，结果发现这个医疗团体开出的电生理学账单比 CareMore 在整个洛杉矶地区的使用都多。他们正在滥用合同中的漏洞。我们不需要这个，于是停止使用他们所有的心脏病服务。

这是 CareMore 的首席执行官萨钦·贾殷医生在讨论 CareMore 如何谨慎地管理他们所用的专科医生时的发言。专科医生产生的医疗保健成本占据了相当高的比例，无论是对私人预约收费，还是预定额外的化验与治疗（比如电生理学服务）。即使家庭医生提供了高品质的低成本服务，成本与质量仍然会因为专科医生、医院、康复护理机构和其他专科医疗服务提供者照护患者的方式而功亏一篑。

跟其他国家比较，美国有高比例的专科医生和低比例的家庭医生。很多因素造成了这一局面。二战后，美国健康研究院（NIH）为专科医生培训提供了专门资助，并鼓励学术健康中心设立更多专科医生项目。无论军方还是老兵管理局都给专科医生更高的军衔和工资。最重要的是，私人保险机构和联邦医保对手术的付费更高，这鼓励了医生进入外科手术和其他专科（比如补偿更高的心脏病学和肠胃病学）。事实上，在专科医生的终生收入比家庭医生高出 3~5 倍甚至 10 倍时，即使早期生涯的医生收入尚未固定，职业选择的天平也会倾向前者。

这种失衡产生了重要的成本后果。如克里斯·陈指出的，迈阿密的社区医院有 70 名心脏病医生，对所服务的患者数量而言有点太多了。其结果是这些医院倾向于做更多手术，并绕过限制手术的规定。这被称为"供给诱导需求"现象，其含义是一个地区医生数量超过需要往往会拉高手术和其他治疗的数量。供给诱导

未来的处方

型需求在医疗中是一个公认的问题。跟许多人的假设——更多化验总是更好，而且不会引发问题——相反，医生预定更多化验的地区并未获得更好的临床结果，事实上适得其反。专科医生过多会让问题更加严重。2004 年 Dartmouth 团队对联邦医保患者的一项研究得出了以下结论：

> 我们发现，联邦医保支出更高的州的医疗质量反而更低。这种反向关系也许是受高强度、高成本医疗使用的驱动，这挤出了更有效的医疗的使用。造成取舍的一种机制是医生队伍的搭配：全科医生更多的州使用更多的有效医疗，支出也更低；那些有更多专科医生的州则医疗成本更高，医疗质量更低。更有效地使用现有经费投入就可以提高参保者得到的医疗质量。

已经转型的医生和医疗保健组织正在通过四种主要方式重新安排专科医生、医院和其他医疗的服务转诊点。其一，转型的诊所正在扩大家庭医生服务，将专科医生当顾问来用。专科医生不再是患者常规医疗的管理者，而是偶然地提供咨询，只管理那些病得最重的患者。迪恩诊所的一名医生主管马克·考夫曼（Mark Kaufman）是这样说的：

> 我们希望自己的家庭医生成为胜任、自信的全科医生。多数全科医生都会处理常规问题。我们发现，在约 80% 的情况下，全科医生都清楚专科医生会提出什么建议。因此，获得专科医生咨询意见未必会提升患者得到的医疗质量。全科

第五章 12项转型实践之转型医疗保健组织之间的互动

医生可以而且应该管理患者。

一个具体实例是迪恩诊所的鼻窦感染管理：

> 过去，如果有人因为鼻窦感染过来看病，家庭医生会立刻把其转诊给一名耳鼻喉科医生，因为家庭医生没有时间做全面检查。现在，他们有时间了，我们无须将那么多患者转给耳鼻喉科医生。

在迪恩诊所，过敏反应和皮肤科医疗都是如此管理。这家诊所能够通过变革医生的付费方式改变家庭医生服务的责任。迪恩诊所不再只基于服务的患者数量向家庭医生付费，这么做只会激励医生做大数量，而不考虑患者的实际需要。

让全科医生管理患者，专科医生坚守专科。心脏病专科医生只管理患者的心力衰竭、严重冠心病、低射血分数以及心房颤动，而不是患者的糖尿病、类风湿关节炎或哮喘。韦斯特医疗的一名心脏病专科医生说："我喜欢专注看心脏病。我不帮患者看糖尿病或其他医疗问题，也不为她们预定乳房 X 线摄影或注射流感疫苗。系统允许我提供优质的心脏病医疗。"

对更庞大的医生团体和医疗保健组织，这总是意味着专科医生的数量得到了"正确管理"（right sizing），这个奇怪的词的意思是通过不招新人替代已退休的专科医生或解雇一些专科医生来减少专科医生总数。比如，CareMore 照护 8 万名体弱多病的老年患者只雇用了 9 名心脏病专科医生和 4 名肿瘤科专科医生。

其二，几乎所有（包括小一点的）转型的诊所和医疗保健组织还用挑剔的眼光评估自己转诊的专科医生，这种做法被称为选择性签约。这么做可以识别高价值的专科医生，也就是那些提供高品质医疗而不是只预定大量化验，并且对服务收取合理价格的专科医生。在CareMore，它们用自己的专科医生、患者结果和住院频率、化验预定以及其他医疗使用指标的数据来遴选外部的专科医生。最近，CareMore开始用像Roadmap这样的外部评估帮助自己判断专科医生的价值。

这种方法可适用于许多服务，比如乳腺癌放射治疗的签约。在乳腺癌的治疗中，大分割放疗（一种为期三周的疗程，每次治疗的放射量逐渐增加）无论在生存、复发还是化疗效果上与传统的为期七周的放射都是临床等效的，但成本要便宜三分之一。因此，寻求成本最小化和质量提升的医生和医疗保健组织会跟主要用大分割放疗的肿瘤专科医生签约。此外，它们还会跟只用1剂放射而不是更常见的10剂或20剂放射的放射肿瘤专科医生签约来治疗痛骨转移，因为这种1剂放射治疗在临床上等效，而且显然更便宜。（由于这些绝症患者无须来回跑10趟，这也提高了患者的生存质量。）

VillageMD还试图确保患者跟进专科咨询，并由高价值、高品质（解读为更低成本）的专科医生提供，办法是在自己的执业点设立一个转诊办公室。负责转诊的专科医生手里有所有专科医生的名单，并按保险公司网络、地址、可及性以及临床实践的效率分类。VillageMD的转诊专科医生负责识别医疗专科医生，并在需要时帮助患者做预约。这增加了VillageMD推荐的特定医生的后续服务。尽管服务的患者接受率大约为70%，它尤其受体弱多病患者、老龄、残疾和健康知识缺乏的患者欢迎。转诊集中到少数专科医生改善了 VillageMD 的家庭医生与特定的、高效的专科医生之间的沟通与协作，并产生了更好的临床结果。

其三，大型转型诊所或医疗保健组织已经建立了内部卓越中心（centers of excellence）。不是让多个诊室提供整形或肿瘤服务，它们把这些业务集中到少数诊室，并把患者送到那里。威斯康星州的迪恩诊所就是一个实例，该诊所现在覆盖威斯康星州 22 个县：

> 我们正在将恰当的医疗体系产能与需求匹配起来。这就像轮毂辐条模型。我们要自己做战略规划，并自问，"我们想做什么，在哪里做？"我们要区域化提供像整形、肿瘤、血管手术和泌尿科之类的专科医疗服务。这种方式让我们无须重复投入高额固定成本、辅助服务和人员。这会降低每个患者流程的单位固定成本，同时提高效率。

该流程不仅提高了效率、降低了成本，而且通过两种方式提高了质量：它方便了医疗的标准化，在像手术这样的某些类型的服务中，数量越多意味着结果越好。

最后，转型的诊所还挑剔地审视哪些服务应该被转给其他机构，以及它们应该选用哪些医院。这里的重点同样是要用高品质、低成本的机构。比如，霍格整形研究院采用的流程旨在确保患者在做完髋关节和膝关节置换手术后会去高价值的机构。

未来的处方

　　我们真正试图优化结果的方式之一是审视我们的所有患者出院后被送往的康复护理机构与养老院。有 10~12 家不同的机构。我们还会审视康复护理机构与养老院的重复住院率，并发现存在显著差异。我们有三四家做得不错，其余的不怎么样。而且，这样我们事实上在精心选择那些看起来把我们的患者照顾得更好的康复护理机构和养老院。

　　在麻省蓝十字蓝盾开发的新型质量合同中，诊所要对医疗总成本承担财务责任。每个月，保险商会向诊所提供一份有关它们所有患者的完整理赔文件。这份文件向医生揭示了所有其他提供者（包括专科医生、医院、其他机构、影像中心以及实验室）的实际付费。根据麻省蓝十字蓝盾萨夫兰的说法："当医生被要求对成本负责时，他们必须掌握定价数据以便管理那些成本，并帮助患者做知情的转诊决策。"这种提供者定价信息透明化的结果是医生与医疗组织很快开始改变提供高品质但低成本服务的专科医生和医院的转诊模式。重要的是，这种转变避免破坏患者与专科医生之间的原有关系。在早些年，提供者往往先将实验室化验、放射服务以及常规的一次性程序（比如肠镜检查）转向成本更低的场所。

　　在后来的合同中，很多医疗服务机构开始更大力度地变换转诊，包括一些高调宣传的转诊关系变化，比如从成本更高的医院和专科医生转向成本更低的医院和专科医生。比如，Atrius Health［哈佛朝圣者医疗保健院（Harvard Pilgrim 目前的典型代表）以及后来的哈佛先锋医疗集团（Harvard Vanguard）］对这种定价数据

第五章　12项转型实践之转型医疗保健组织之间的互动

透明化做出了更为激进的反应：它们更换了自己的医院附属关系。数十年来，Atrius 一直将患者转到布列根女子医院（Brigham and Women），这是一家附属于哈佛大学的波士顿教学医院。但是，当隶属于哈佛大学的贝斯以色列女执事医疗中心（Beth Israel-Deaconess，距离布列根只有几个街区）找到它们提出成本更低的数据并承诺更密切协作以降低住院、不必要的化验与手术时，Atrius 变更了医院。总体而言，转到成本更低的医疗场所给新型质量合同计划带来了大部分节约。有关新型质量合同的已发表研究显示，在计划的头四年，"大约有40%的理赔结余可以用数量（或不必要服务的使用）减少解释，其余60%可以用更低的价格解释"。

在专科服务以至于要从咨询或专科机构购买的情形中，一些团体决定自己搞，哪怕这种变革要付出高昂的初始投资。比如，韦斯特医疗集团已经采取了很多被认为完全荒唐的行动：它们在 PET-CT 扫描仪上花了几百万美元，单单是铅屏蔽就花了 60 多万美元。为什么要这么做？外部医院做一次 PET-CT 扫描要收费 4 000～5 000 美元。用自己的扫描仪，韦斯特医疗集团使每次扫描的花费降低为 2 000 美元。然而，这台机器很多时候处于闲置状态，韦斯特医疗集团的首席执行官施瓦茨医生喜欢这种方式，"我不希望任何人用这台 PET 扫描仪，我喜欢它闲在那里"。原因是，"我们每周要做 10～12 次扫描，只需 600 多次的扫描就可以实现这台扫描仪的财务平衡。然后，它会收回成本"。比邻近医院更低的单位成本可以提高韦斯特医疗的价值。

与此类似，迪恩诊所也审视了自己的三级中心转诊，从而判断自己的医生事实上可以提供哪些服务（减少向系统外部的转诊），以及哪些机构提供了最优质的医疗。迪恩诊所的传统做法是将很多病重的患者送到威斯康星大学医疗中心。但是，这个医疗中心是个学术医疗中心，成本非常高。有些医疗干预迪恩诊所总是会送到这所大学，因为病例数太少，管理太复杂，迪恩难以复制，比如烧伤患者的治疗或固体器官移植——"四级医疗我们自己不做，把它们送到威斯康星大学是好事"。但是，还有一些服务无须送到这所大学。比如，尽管迪恩仍会将更罕见的心脏病（比如肥厚性心肌病）患者转诊到大学，它已经把更常见的心脏病（像心房颤动）医疗转为了内包。迪恩诊所的首席执行官是这样说的：

> 现在，我们要为威斯康星大学提供的外部医疗服务支付6 000万~8 000万美元……但是，很多被送到威斯康星大学的医疗服务我们自己是能做的。我们目前的主要焦点是漏出，也就是我们可以在内部高品质完成的医疗在迪恩的系统外进行。

考察这些转诊模式的主要动机之一当然是成本，但质量也是一个因素。将患者送到另一家非附属医院，迪恩正在失去医疗的协同，并引入另一种医疗过渡。既有的证据表明，医疗过渡是用药失误和复查医疗频发的摩擦点。

迪恩诊所还试图对它必须转给大学医院或类似机构的服务营造竞争。它们不假定所有复杂的儿科病例都会被转给威斯康星大学，而是积极探索与90英里外的密尔沃基儿童医院签约。这让它们得以谈判出更有利的单位定价。迪恩的一名高级管理人员说：

第五章　12 项转型实践之转型医疗保健组织之间的互动

"我们正在努力通过密尔沃基儿童医院与威斯康星大学医院之间的竞争获取高端的三级和四级医疗，希望定价更低、结果更好。"

也许，聚焦于服务场所和转诊的最好理由来自 Aledade 的经验。这是一家与诊所合伙推动医疗转型的管理公司。诊所包括 MSSP 责任制医疗组织计划内的 500 名医生，以及大约 12 万名联邦医保参保人和一些商业责任制医疗组织。根据 Aledade 的首席执行官法尔扎德·莫斯塔沙瑞（Farzad Mostashari）的说法，Aledade 向诊所提供"数据分析学和用户友好的技术以促进无缝医疗……（和）全美医生网络共享的最佳实践，以及面对面的诊所转型支持"。Aledade 让它的独立家庭医生诊所着手的第一级转型包括当日预定变革、填补与预防相关的医疗鸿沟、管理医疗以减少住院以及过渡医疗以降低重复住院。有趣的是，服务场所不是该公司让它的家庭医生责任制医疗组织聚焦的优先事项之一。

在大约 18 个月内，诊所的医疗质量提升了，这包括健康门诊上升（其中包括抑郁症筛查、肺炎疫苗注射、糖尿病人的血红蛋白 A1c 控制以及其他重要结果的度量）。令人印象深刻的是，这个责任制医疗组织的"质量得分排在 2012—2014 年启动的全部 327 个联邦医保责任制医疗组织中的第 98 百分位"。此外，急诊室门诊、住院以及重复住院都平均下降了 4%~9%。实验室与影像服务的成本也下降了。Aledade 的医生似乎有效地过渡到提供高价值医疗。但是，Aledade 的医生并未获得任何联邦医保的共享结余。其中一个根本原因是医院门诊与机构成本上升了 13%。这种上升源于两个因素。其一，Aledade 的医生现在使用的很多专科医生都是为医院工作。由于现在附属于一家医院，他们获得的支付提高

未来的处方

了。这种未显著改变服务的费用上涨压倒了家庭医生提供的更高价值的医疗。Aledade 的首席执行官莫斯塔沙瑞写道：

> 家庭医生必须特别关注那些已经被收购并重新归类为医院门诊的专科医生诊所，机构的费用因此上升为联邦医保（和患者）支付给专科医生的手术和门诊成本的两倍。这些趋势已经导致全美的医院门诊成本上涨 5%。

其二，医院在升级编码以获取更高的补偿。升级编码是通过将其重新归类为更严重的疾病但实际医疗强度无任何改变来拉高患者账单的做法。比如，被诊断为肺炎的患者现在被归类为未发现血流细菌的脓毒症，由此可以获得更高水平的付费。升级编码正在越来越多地被美国医疗市场采纳。由于升级编码，我们的责任制医疗组织的住院数量降低了 2%，但医院成本实际上升了 4%。

为应对这些问题，Aledade 正在"对专科医生分级，并发起一个吸收和纳入高价值专科医生的附带计划"。换言之，它们正在认真地考虑服务点，并将转诊重心转向高价值的专科医生。

服务点是重要的，而且可以造成降低成本与分享结余的差异。将更多医疗转到诊所或医疗保健组织内部并将患者引导到高价值的临床医生、医院及其他机构，是降低单位成本和医疗总成本的根本。

实践 8 医疗服务去机构化

20 世纪 90 年代，人们对管理式医疗会导致住院时间缩短颇为

第五章　12 项转型实践之转型医疗保健组织之间的互动

担心。媒体大肆谴责 24 小时"速战速决式"分娩，评论者痛骂提早让病患出院的"治完就滚蛋"的做法。这些担忧是导致管理式医疗在 20 世纪 90 年代末遭遇猛烈抵制的部分原因。

然而美国医疗的文化却从此改变。住院和长期住院不再被视为好事和好的医疗服务，而是越来越成为一种负担。引发变革的催化剂之一是 1999 年美国医学研究院发布的《人非圣贤孰能无过》报告，其中显示每年有将近 10 万美国人死于可预防的医疗伤害。避免住院和尽量缩短住院时间成为避免在医院出意外（比如感染、压疮和因为卧床太久引发的血栓性栓塞）的一种手段。此外，研究表明患者可以在家治疗，治疗与康复结果往往与住院差不多甚至更好。其他研究则发现院后的治疗存在极大差异，在康复护理机构或其他住院康复机构接受治疗的患者往往结果更糟糕。避免机构化的医疗服务模式不仅是可能的，而且是医学上推荐的。

去机构化医疗服务不仅通常质量更高，而且往往可以省钱。对很多疾病而言，避免住院可以节约将近 20% 的医疗成本。因此，与 20 世纪 90 年代和 21 世纪之初的心态不同，今天美国人奉行的准则是去机构化——也就是让医疗活动走出医院、康复护理机构和其他医疗组织的围墙。这就是我和许多人都预测未来几年很多美国医院会关门的原因。

CareMore 已经在去机构化方面采取大胆行动，包括减少住院，或者在不得不住院时让患者尽量出院。当我在 2016 年夏天拜访 CareMore 在洛杉矶的一家分支机构时，发现它的 8 万名老年联邦医保患者中只有 211 人住院。他们的平均住院日为 3.7 天，联邦医保的全美平均住院日为 5.4 天。CareMore 的床日数（一个包含

未来的处方

住院率和住院日的综合指标）大约是每千人 960。这个值远低于联邦医保每千人超过 1 700 的全美均值，更显著低于 11 个表现最差的州的值（每千人床日数在 2 000 以上）。即使在该指标突出的加州，每名联邦医保参保人的平均床日数也接近 1 300。CareMore 的床日数比加州的同行低 26%。CareMore 的 30 天综合重复住院率（也就是出院后 30 天内重复住院的患者比例）也令人印象深刻，比全美平均水平低 40%。《奥巴马医改法案》最大的成就是将联邦医保参保人的 30 日重复住院率从 19.6% 降到了 17.5%。必须指出的是，CareMore 如此低的指标并不是挑选了更健康的联邦医保人群所致。事实上，CareMore 照顾的是体弱多病的老年患者，其平均风险为 1.08，高于联邦医保的平均风险水平（1.0）。

这些结果是如何实现的呢？所有努力去机构化的转型诊所和医疗保健组织都采用了四种战略：（1）减少住院，主要是改善三级预防，让患者一开始就远离医院；（2）用居家治疗替代住院；（3）减少住院日，办法是在合适的情况下尽快将患者转到成本更低的机构或家里；（4）通过改善院后的医疗过渡，减少重复住院。更大的医生团体和医疗保健组织可以实施全部四种方法，小一点的医生诊所通常聚焦于预防住院和减少重复住院。

很多诊所和医疗保健组织都在努力避免住院的必要。CareMore 为糖尿病患者剪指甲服务的效果之一便是减少了足部感染、坏疽发作和截肢的必要，从而预先避开了住院和手术。施瓦茨医生夸口说韦斯特医疗集团的产科医生是 Cigna 所有网络中每次分娩收费最高的。他们的高薪不仅是因为他们谈判力强，而且因为他们减少了婴儿住院和重症监护的比例。如他所言：

第五章　12 项转型实践之转型医疗保健组织之间的互动

产科的成本都集中在新生儿的重症监护天数上。在韦斯特医疗，我们的这一指标比较低，原因是我们对怀孕过程管理到位。我们在产妇最后一次经期后连续八周都会与她见面。我们确保良好的产前医疗。我们努力避免在 39 周前的分娩。其结果是每千次分娩的新生儿重症监护病房日非常低。

费城外的主干线肿瘤医疗机构设立了一条护士专线，让有化疗副反应或任何其他症状的患者打电话。护士遵从美国国家癌症研究所的标准化方案管理常见症状比如恶心和呕吐、腹泻、口疮、疼痛以及失眠。诊所鼓励它的肿瘤患者上午打电话过来，他们可以去办公室而不是急诊室，后者的住院率更高。这让人想起了 Rio Grande Valley 责任制医疗组织让患者"呼叫或直接过来"的做法。通过这种方式，慢病医疗管理的改善可以减少住院的必要并促进去机构化。

实现去机构化的第二种方法是用居家医疗代替住院。费城老兵管理局的研究和美国新墨西哥中部阿尔伯克基的长老会医疗服务机构已经开始在家里（而非医院）治疗肺炎、尿路感染、充血性心力衰竭以及肺气肿患者。随机实验的研究结论是：居家医疗减少了化验和跌倒次数，提高了对指南的依从性，重复住院率差不多，但患者康复更快。尤其值得一提的是，该计划节约了将近 20% 的住院成本。

照料那些原本要住院的患者要求具备复杂的协调艺术。当患者致电或冲到急诊室时，必须有人引导他们在家里治疗，这往往要与急诊室医生和医院据理力争。他们还得协调居家健康服务和任何耐用医疗设备，以便快速将其转到患者家里，并确保上门的护士或家庭健康机构会过来并提供妥善的治疗。这一切都要求与家庭健康机构和耐用医疗设备合同上建立良好的工作关系。医疗管理者常常承担这种协调角色。这固然需要做大量的工作，但这的确是为很多慢病患者提供居家优质医疗的好办法。

第三，很多不拥有医院的医生诊所和医疗保健组织会努力减少住院日。减少住院日的关键是让医生诊所或医疗保健组织雇佣自己的住院医生和医院护理团队，而不是依靠医院自身雇佣的人。凯撒大西洋中部集团不拥有任何医院，而是选择性地与少数医院签约，并试图让自己获得对这家医院的部分实际经营权。洛夫斯特医生是这样解释的：

> 我们让自己的核心医院为我们的一般医疗和手术患者腾出了专用的区间或楼层，因为他们配有蓝色的凯撒标志。这些区域由我们自己的住院医生和外科医生负责，并配有我们大部分的麻醉师、大部分阵痛与分娩医生。
>
> 我们派出自己的住院医生的一个原因是防止医院的医生预定大量不必要的化验。另一个原因是这改善了与患者私人医生的医疗协同。

凯撒医疗集团不仅在医院有自己的医生，而且组建团队、安排轮班确保医疗的连续性和有效率的医疗过渡。每个住院医生都要连续工作七天，然后休息七天，因为凯撒医疗集团"希望让同一名医生处理患者从住院到出院的整个过程，从而减少移交和改善医疗"。除自己的住院医生之外，凯撒的团队包括自己的"患者医疗协调员，他们在医院办公，帮忙做出院规划"。每名协调员与一名专门的医生结对子，共同管理大约 15 名患者。这样每天就可以来两趟，熟悉患者并保证患者有效率的出院。

CareMore 也雇用了自己的住院医生（延伸医疗提供者）管理它的患者住院期间以及院后的医疗。延伸医疗提供者要做的一件重要事情是防止医院的医生预定太多化验和治疗。医院雇用的医生单纯为了自身创收，就有动力增加不必要的手术和干预。比如，一名在家中跌倒的患者（像第一章的哈里斯女士那样）可能要做头部核磁共振成像扫描、心脏插管、放起搏器以及补偿金额高的其他干预。更重要的是，患者一旦入院，CareMore 的延伸医疗提供者就开始和医疗团队（包括一名病例管理员和执业护士）一道，做出院和如何将患者过渡到康复护理机构或家中做居家医疗的规划。

CareMore 把在医院用的同样的方法用到康复护理机构及其他机构化的医疗场所。CareMore 对康复护理机构的使用频率高于其他医疗保健组织。事实上，它在康复护理机构的床日数高于联邦医保平均水平。CareMore 之所以青睐康复护理机构，是因为它们比医院便宜（对非 ICU 医疗），而且往往可以提供类似的服务。但是，为确保医疗高质量和妥当，CareMore 的延伸医疗提供者实际上在这些机构里照料自己的患者。这不仅保证患者获得最优医疗，而且减少了重复住院，同时挫败了康复护理机构为让患者住到联邦医保补偿允许的最高上限天数而惯用的博弈伎俩。通过为患者配备自己的延伸医疗提供者，CareMore 消灭了那些驱动康复护理机构行为的常见财务激励。

当患者准备回家时，CareMore 还会与医疗设备销售商和家庭医疗保健组织密切合作，确保患者到家之前（而非等到三天后）就装好恰当的设备。这么做保证了患者到家就可以接受恰当的医疗。此外，在患者出院后，延伸医疗提供者、执业护士或其他团队成员会经常上门拜访患者或在 CareMore 中心给他们做门诊，目的是确保患者恢复健康。出院后就立即看望患者已被证明能减少重复住院率。

这种模式为什么管用？CareMore 的延伸医疗提供者、执业护士和医疗管理者不被当成"免费但无应答"的团队，这是患者对保险公司的很多电话式病例管理员的印象。住院前和住院期间的高频接触——也就是经常在治疗中心给患者做门诊，经常打电话给患者，患者一住院就去探望患者——有助于培育医疗提供者与患者家属之间的密切关系。CareMore 团队努力表明自己关心患者的福利。因此，他们在患者从医院和康复护理机构出去之后的大胆举动不会被患者视为拒绝服务节约成本，而是被认为设身处地为患者最大利益着想。

这种模式在财务上也行得通。CareMore，跟韦斯特医疗集团和凯撒大西洋中部集团一样，都是与医院就每日床费谈判价格，而不是基于诊断组定额支付制度（基于联邦医保的费用）与一名患者的特定诊断挂钩的固定付费。由此带来了住院日低于均值的节约。此外，CareMore 还通过将延伸医疗提供者的薪资与医疗使用打包来激励他们。有经验的 CareMore 延伸医疗提供者赚到的奖金接近其基本薪资的 60%，具体取决于他们的临床绩效与医疗使用水平。医疗使用的关键指标是每千人的住院次数、住院日以及

第五章 12项转型实践之转型医疗保健组织之间的互动

重复住院率。因此，延伸医疗提供者有动力阻止患者入院，同时在万一入院后尽快让患者出院。重要的是，对降低重复住院率的激励确保了延伸医疗提供者不会在医疗质量上偷工减料。

去机构化的第四种方法是减少重复住院率。《奥巴马医改法案》中对高重复住院率的罚款已经导致全美的重复住院率从19.5%下降到17.5%。但是，那些聚焦于医疗过渡的医生诊所和医疗保健组织做得比这好得多。Aledade 的三大举措之一是优化医疗的过渡。Aledade 与更小的医生诊所合作，这些诊所通常不会雇用自己的住院医生。它们鼓励自己的医生在患者出院后 24~48 小时就联系患者，并询问他们，"您感觉怎样？"如果回答是"不太好"之类的，一名分诊护士会被派过来。如果回答是挺好，他们就安排患者 7 天或 14 天内来医生的办公室。第一次出院后的门诊主要是处理协同用药并努力减少多重用药，以确保患者正确服药并了解自己的疾病。就像 Aledade 在一份最近的报告中所言，它们的诊所"与全美基线比较，出院 30 天内综合重复住院率下降了 13%~15%"。

Aledade 是实施大部分上述去机构化实践（尤其是医疗管理、减少一开始入院以及努力降低重复住院）并取得良好效果的实例之一。在第一年，它的医生就将医院使用降低了 2%~9%。那是一场更轰轰烈烈的去机构化转型实践的序幕。

在第四章，我们描述了医疗服务体系转型的一个方面——改变医生诊室的实践。本章举例阐明了改变医疗服务者之间的关系、改变转诊对象以及改变患者去医院和其他机构的处理方式确保高价值医疗的重要性。接下来的一章，我们将探索传统上不被视为

未来的处方

患者医疗的核心领域的变革。这包括医生和其他医疗服务提供者在转型过程中大体上忽视的领域。这些被低估的领域包括行为健康、姑息治疗、对缺少社交支持的患者的社区干预以及生活方式干预。这些领域正日渐成为高价值医疗服务体系的核心问题。将这些服务更多地融入常规医疗将改善患者的体验。医疗将被转型为治疗患者本人,而不只是呈现出来的生理病痛。

第六章　12 项转型实践之拓展医疗的范围

前 8 种转型实践可在同一个医疗服务系统内实施。通过这些转型，医生诊所、跨专科诊所或者医疗保健组织能够改变与患者的互动过程，提升医疗质量和患者体验，同时降低医疗成本。需要注意的是，这些转型只能够在医疗体系内部进行。例如，患者登记和安排医生检查诊断，在医疗团队中引入医疗管理员，如果将以上工作外包，将无法有效地改变转诊模式；实际上，将安排医生检查诊断这一工作外包是没有意义的，试图外包慢病管理在很大程度上也是失败的。相反，接下来的 4 种转型不必由医疗团队提供，而是外包给企业或指定供应商就可以。例如，一些最好的姑息治疗是由协议单位将医护人员派到患者家中进行的。通过承包健身房或其他类似的设施也可以改变患者的生活方式。当然，较大的供应商，如大型跨专科诊所或凯撒这样的医疗保健组织，也会将这些服务引入它们的业务。不过，这些服务可以外包给家庭医生或专科医生负责，由他们向患者提供主要的医疗服务。从这一意义上来看，以下 4 个转型实践是医疗服务系统的一部分，但不一定发生在医生诊室或跨专科诊所内部。

实践 9　行为健康干预

克劳福德女士，65 岁，患有多种慢病：高血压、肺气肿、高胆固醇、骨关节炎和胃反流。据她表示，在她的心脏跳动时，胸部就会出现一种"奇怪的感觉"。每当她感到恶心，便会到急诊室就诊，去年她共就诊 9 次。每次都是一样的情况：急诊室工作人员发现她的心电图并没有问题，并且排除了心脏病发作、胃反流或心包炎和其他病症。

最近克劳福德的家庭医生开始邀请行为健康医生兰道夫到他们的诊所工作。克劳福德女士的医生向她引荐了兰道夫医生。她有 6 个心理治疗课程，并开始使用无依赖性的抗焦虑药物。心理治疗的重点是确定导致焦虑的压力源类型以及找到处理办法。兰道夫医生和克劳福德女士的家庭医生在相同的电子病历中添加记录，并且进行相关的跨专科交流。正如电子病历记录的，由爱德维科特医疗团队的精神病医生进行复查，该团队属于服务于克劳福德女士的爱德维科特医疗保健组织的一部分。心理医生可以通过电子病历为患者的诊断和管理提供建议。对于不确定的或难以处理的问题，心理医生能够通过家庭医生诊所中的视频设备，对患者进行远程治疗。

在芝加哥这样的大城市，爱德维科特的兰道夫等行为健康医生不只是在家庭医生的诊所内工作,而是整合到克劳福德女士这类患者的实际诊疗中。通过让行为健康医生参与到诊所中,行为健康服务的水平和质量得到进一步提升,并降低抵触治疗的主观意识的负面影响。最重要的是,行为健康医生、家庭医生和专科医生之间的交流大大改善了。目前,爱德维科特在芝加哥地区有13位医生与8个家庭医生诊所合作。

这种实践被称为协作治疗模式,最初在西雅图华盛顿大学进行开发。该模式以诊断结果为基础,将药物和心理治疗作为重点治疗目标,如减少抑郁症的重复住院,或减少与克劳福德女士相似案例的出现。嵌入式行为健康医生通过定期咨询、调整治疗计划帮助家庭医生应对治疗效果不佳的患者。爱德维科特已经调整了原来的协作治疗模式,以达到其治疗目的,同时使其工作达到实际上临床治疗的效果。行为健康医生和家庭医生共享电子病历,可以看到对方的记录和医嘱。此外,家庭医生亲自将患者转交给行为健康医生,与其讨论病例并介绍给患者。此外,行为健康医生和家庭医生为同一单位工作,所以他们的质量和成本激励是一致的。

这仅仅是爱德维科特正在尝试的医疗创新的一小部分,目前正朝着更主动的模式转变。首先确定未确诊患者的行为健康水平,以便于早期的治疗。例如,爱德维科特已经在急诊室、门诊或手术的楼层,对65岁以上的患者进行了系统性的行为健康检查。对患者筛选抑郁症(使用患者健康问卷9,即 PHQ-9)和焦虑(使用普适性焦虑障碍问卷7,即 GAD-7)。由精神病医生、心理医生、执业临床社会工作者或行为健康执业护士在24小时内对筛查

未来的处方

阳性的患者进行诊断。对于更紧急的患者来说，甚至更快。在爱德维科特的一些医院，这些咨询都是通过远程医疗进行的，以填补心理医生的缺口。在此次住院咨询之后，针对已得到有效治疗或者在筛查问卷中没有检测出阳性结果的患者，爱德维科特的医生和护士不再筛查其他行为健康状况，如滥用药物等，但患者仍然可以接受行为健康干预。爱德维科特的高管认为这些行为健康服务十分重要，尤其对那些独自承担全部财务风险的患者而言。

为什么爱德维科特认为行为健康至关重要？简单来说，它改善了患者的健康和财务状况。行为健康问题大致可分为两类，首先是诊断为严重精神疾病、精神分裂症或双相情感障碍的患者。这些患者的问题较为复杂，往往他们因病致残，需要由心理医生管理，并可能需要长期或短期的住院。像克劳福德女士这样的患者群体范围更广，他们的行为健康问题往往还伴随着身体健康问题。运用医疗术语来说，这些患者有行为健康并发症。爱德维科特公司发现行为健康疾病十分常见，如抑郁症和焦虑症患者占住院患者的26%。这与在全美范围的研究一致，发现大约30%的内科门诊患者和综合性医院中的患者都有行为健康并发症。

这些行为健康并发症会加重患者的痛苦，并且会使人变得虚弱，通常使潜在的慢性疾病开始恶化，对患者的个人状况和医疗成本更具挑战性。例如，糖尿病患者的费用比普通患者更高一些，那些同时伴有轻微心理健康问题患者的费用甚至更高，患有严重和持续性心理健康问题的患者，即那些生活功能障碍患者的医疗和看护费用是最高的（参见图4.2）。对于充血性心力衰竭和肌肉瘤也是如此。正如经验丰富的医生所言，当先前控制良好的糖尿病或充血性心力衰竭的患者开始出现健康问题时（例如他们的血糖出现问题），会变得呼吸困难，需要前往急救室——往往是由行为健康问题导致的。在这些情况下，像克劳福德女士这样的患者，通常对自己生活中的某些事物感到焦虑、不安或烦躁。因此，她可能不再坚持服药，吃了不应该吃的食物，每天不再散步。那么，克劳福德女士将需要在医疗上花费更多费用。

几十年来，由于患者隐私的保护和较高的收费，行为健康被孤立于家庭医生和专科医生之外。行为健康医生被家庭医生排挤到其他地方，使用不同的病历，基本上不能与其他医疗保健组织进行沟通。

这种孤立的做法正在慢慢改变。大多数转型的实践和系统正在进行慢病患者的有效医疗管理，并且进展顺利（参阅第四章），提高了医疗质量并从系统中挤出成本。只有通过优质的慢病医疗管理才能实现更高的服务质量和成本收益。在解决行为健康问题时，为了确保额外的质量改善和成本节约，像爱德维科特这样的转型期团体正在尝试新的行为健康治疗办法，特别是那些针对抑郁症和焦虑症并发症患者的办法。几乎所有尝试都处于初期阶段，往往被大多数人认为是微型实验。例如，尽管爱德维科特公司拥有 6 300 名医护人员，治疗克劳福德女士的家庭医生与行为健康协作治疗模式，只在少数几个较大的医疗保健组织中得到实施。爱德维科特公司管理层希望在未来一年将这种模式扩展到更多的地方。

爱德维科特公司并不是独一无二的。似乎没有医疗组织能找到如何最好地解决其患者行为健康问题的答案。当前有各种各样尚未被完全证实的方法，许多组织仍然很有希望。他们发现，在爱德维科特公司中患者筛查和行为专家的治疗直接降低了患者接受行为健康干预的成本。而且，与那些没有行为健康并发症的患者相比，为那些伴有行为健康问题的患者治疗一些慢性疾病的成本也降低了。成本降低的幅度仍不确定，但起码促使爱德维科特公司的领导在行为健康服务和综合医疗服务供给方面增加了投资。

在规模较小的诊所中，还有一些行为健康案例值得注意。麦克·耐果石是夏威夷中央医疗诊所的负责人，诊所有 16 名执业医生，其中包括 9 名内科医生、3 名儿科医生、2 名外科医生和 2 名产科医生。他描述了最近到诊所的一位年轻女性：

> 这位女士患有产后抑郁症，并试图自杀。她的家人不知道要做什么，所以带她来诊所。她坚持说她不会看心理医生。在我们结束谈话时，我请她陪我走下大厅。然后我将她介绍给在我们诊所工作的心理医生，他开始为这位女士进行治疗。
>
> 这是之前我们从未有过的强有力合作。我们曾经把患者转交给心理医生，但是大多数患者从来没有就诊，因为通常需要预约等待，或者因为时间太久而忘记。现在心理医生就在我们的诊所办公，我们共同为患者治疗。当我想让患者看心理医生时，非常方便。
>
> 据她的家人所言，这是效果最显著的干预，挽救了她的生命。

两年半之前，耐果石博士和他的合作伙伴正在对他们的工作进行转型。在他们的主要资助方——夏威夷医疗服务协会（HM-

SA）的夏威夷布鲁斯计划的帮助下，他们为其家庭医生团队增加了医疗管理员和营养师。并且，他们邀请一些心理医生，到他们的诊所办公。最初是每周两个半天，现在心理医生每周可最多在这里工作四天。心理医生独立于诊所，他们与耐果石博士的中央医疗诊所分开接受支付。就在最近，心理医生开始在诊所的电子病历中做记录，并参考其他医生的电子病历，临床医生也可以看到行为健康病历。

耐果石博士认为，他们与心理医生的合作和行为健康问题患者的共享管理有几个主要的优点。中央医疗诊所的医生总是被要求筛选抑郁症、焦虑和其他行为健康状况，但他们没有有效的方法来治疗测试结果为阳性的患者。正如耐果石博士所言，"筛查和转诊的作用并不大，只有合作才能产生良好的效果。如果进行双方协同工作，即使是那些对行为健康医生有抵触的患者，也会得到很好的治疗"。起初，医生对那些患有抑郁症和焦虑症的患者进行转诊。随着更多经验积累和心理医生的建议，中央医疗诊所的家庭医生现在正在引导患者进行抗压管理、睡眠问题管理和戒烟管理。最让耐果石博士满意的是，心理医生能够帮助那些曾经对诊所的医生感到失望的患者。

心理医生、慢病医疗管理员和家庭医生合作，还能带来一个意想不到的好处：可以更容易地招聘到医生。根据耐果石博士的说法："新加入的医生看到了我们的电子病历系统和绩效报告，尤其是这些'团队成员'能够帮助他们完成一些工作。"

但耐果石博士认识到这是一项仍未完成的工作："我们仍然不知道如何将心理医生完全融入我们的工作。"他认为单独的计费意味着诊所和心理医生的工作尚未完成无缝对接。耐果石博士不能将每一位患者都转交给心理医生，因为有些患者可能有单独的付款，或者心理医生并不在患者的医疗保险覆盖网络中。

CareMore 提供了另一个将行为健康纳入转型医疗保健组织的有益经验。在新的医疗服务中，医护人员会进行一小时的健康启动检查，包括筛选测试抑郁症和焦虑症，认知障碍以及其他行为健康状况。CareMore 每年还将抑郁症筛查纳入糖尿病患者治疗方案和电子病历。此外，医疗团队也会考虑患者的行为健康或心理问题，因为任何突然恶化或中断医疗的行为健康患者都有可能患其他疾病。对于那些在心理健康筛查测试中得分很高的患者来说，CareMore 的医生不会草草地把他们推给精神病医生，正如一位高级医师管理员所说："如果我们让患者转诊到社区心理医生治疗抑郁症，他们如果幸运的话可能会在两三个月内预约成功。"

相反，CareMore 创建了一个由精神病医生、心理医生和社会工作者组成的行为健康特殊技术团队，他们在阳性筛查的 2~3 天内开始对患者治疗，包括认知行为治疗和其他任何需要。针对那些沉迷于药物治疗的老年患者，特殊技术团队通常雇用一名戒瘾专家，据专家所言："这令我们感到惊讶。我们有很多老年人对处方药——安眠药、阿片类药物以及酒精上瘾。"更加重要的是，随着慢病的管理变得更加标准化和高效，心理干预和心理健康问题越来越得到重视。

行为健康治疗的第四种转型模式来自营利性公司 Quartet。Quartet 认为，爱德维科特公司和耐果石博士的中央医疗诊所——每个家庭医生和专科医生诊所中的行为健康医生都身处其中——

这种方法难以扩展，没有解决获得行为医疗服务的关键障碍。

Quartet 公司的首席科学官大卫·温伯格博士认为，这种协作治疗模式很有效，但并非完美的解决方案：

> 数据显示西雅图的协作治疗模式明显改善了患者的治疗效果，并缩减了就医成本。但经过了几十年，这种模式仍未能遍地开花。为什么？原因在于这一模式的可扩展性较差。由于地域、文化和认知方面的原因，无法在家庭医生与行为健康医生中实现大规模的合作。此外，协作治疗模式必须以面对面的诊疗为基础，有些患者需要考虑其他可替代办法。为了患者和家庭医生能够在诊所碰头，我们需要寻找其他的出路。

Quartet 公司开发的替代方案被称为虚拟协作治疗。该模型利用技术来效仿托管，鼓励家庭医生、行为健康医生和患者之间的医疗协作。该技术为医疗团队提供了有关患者的关键信息，包括行为评估得分、诊疗细节和预约咨询说明，以促进协作，能够通过三种方式为那些具有行为健康并发症的慢病患者确诊。

首先，Quartet 公司使用预测模型评估健康指标，为已诊断、未诊断和潜在的行为健康患者进行确诊。例如，Quartet 公司能够为像克劳福德女士这类多次到急诊室的患者确诊，他们的初步诊断主要是胸部或腹部疼痛，没有其他确诊的身体疾病，因为这些患者可能患有潜在的焦虑症或药物依赖。

其次，Quartet 公司能够为患有行为健康问题但并没有得到最佳治疗的患者确诊。大约 70% 的抑郁症患者和其他行为健康患者没有得到有效的治疗。尽管已经使用许多药物，但从未评估过依赖性，最佳剂量或持续功能状态以及症状是否消退。Quartet 公司对患者进行分层，找出最需要行为健康干预的患者，将建议患者的名单发送给家庭医生，他们可以考虑 Quartet 公司的建议，并决定是否将患者转到行为健康医疗服务。

再次，Quartet 公司进一步筛查，为未确诊但具有行为健康服务需求的患者确诊。如果患者出现行为健康问题，则会给予更详细的在线评估，结果将供家庭医生和患者参考和讨论，这个初步评估是未来参考的基准。Quartet 公司试图每四周为患者进行一次重新评估，以评价干预的有效性，保证与医生互动的效果。

一旦确认患者有行为健康问题，Quartet 公司将提供多个解决方案，以最好地满足他们的需要。最常见的干预是将患者转交给行为健康医生，进行面对面治疗、虚拟治疗或电子化认知行为治疗。在不易获得行为健康医生治疗的情况下，另一种常见做法是路边咨询，允许家庭与心理医生交谈 15 分钟。这通常是为了指导医生调整药物剂量或制定后续的治疗方案。医生能够快速解决患者的需求，同时也学习到如何更好地处理行为健康问题。

对于行为健康转诊，Quartet 公司试图确保患者接受最适合个体特征的诊疗。为此，Quartet 公司编制了每个患者可以看到的行为健康医生的排名清单，并对比了治疗方式（分为面对面治疗和虚拟治疗）、医疗保险、等待时长、地址、医治效果和有效的治疗方案。在与患者碰头后，行为健康医生与患者的家庭医生制订治疗计划。40%~50% 的患者可在 10~14 天内由行为健康医生安排就诊，需求更加迫切的患者可在 1~3 天内就诊。

Quartet 公司中大约 70% 的治疗师是执业临床社会工作者，他们与心理医生合作核查转诊患者的治疗计划，并将有需要的患者升级为精神病治疗。Quartet 公司没有具体说明在患者匹配后如何进行治疗，但要求治疗师在 6 个月以内实施以改善患者为目标的针对性治疗。为了进一步激励高质量的治疗并解决行为健康的评估问题，公司将根据患者报告结果为治疗师发放绩效奖金。Quartet 公司为患者提供了基于治疗效果的支付模式，以推动循证实践并支持协作治疗中的非报销部分。

Quartet 公司定期评估患者，并提供反馈数据以完善最终治疗效果。数据观测是行为健康的一个基本挑战，在这一领域，医生仍然很少评估疾病的改善情况，导致了不必要的治疗升级。

Quartet 公司也为家庭医生提供了一个基于患者行为健康的可靠且有效的解决方案。家庭医生不必花费数小时寻找精神病医生或可替代的行为健康治疗。医生不必为了确保医疗的有效性而建立伙伴关系。相反，通过与 Quartet 公司的合作，医生不必支付办公地点的费用，可以提供高质量的行为健康治疗。

Quartet 公司为行为健康医生推荐更多的患者，医生可获得基于治疗效果的支付，并与家庭医生形成更密切的工作关系。Quartet 公司使用虚拟的协作治疗、患者筛选和标准化的预访问评估，因此其转诊流程可为行为健康医生带来更多的机会和更高收入。与家庭医生类似，Quartet 公司还为行为健康医生提供了其患者的治疗报告，在这之前，这些数据在行为医疗服务领域十分少见。

Quartet 公司为患者提供了行为健康医生团队，家庭医生可以在相对较短的时间内联络到这些医生。Quartet 公司可追踪结果，

未来的处方

如果治疗的结果不满意，可对患者的治疗方案进行调整。礼宾服务还可以帮助患者解决常见的预约和到访问题。最后，Quartet 公司提供了一种共同决策，帮助患者选择他们的治疗方式，面对面治疗、虚拟治疗还是二者的组合。

Quartet 公司目前在四个城市进行运营，其网络中包括约 1 500 名行为健康医生。他们与波士顿的 Steward、匹兹堡的 Highmark 蓝十字蓝盾、西雅图的 Premera 蓝十字以及新奥尔良的 Humana 都有合作关系。在不久的将来，Quartet 计划将这一领先的医疗体系扩展到加州，并与保险公司一起进入新泽西州。

尽管 Quartet 的模式初见成效，但仍面临挑战。其主要问题是将技术整合到家庭医生的手中。Quartet 公司希望最终将其评估和治疗计划直接纳入医生的电子病历系统，以便消除快速转诊和反馈患者治疗进展的障碍。

与几乎所有最近的行为健康创新一样，Quartet 公司仍处于实验阶段并正在不断改进。Quartet 公司正在研究其虚拟协作治疗模式是否与面对面治疗效果一致，并根据患者的治疗结果在医生诊所中与行为健康医生进行合作。尽管该公司经营时间不长以至于无法显示减少的医疗成本，但早期的数据十分乐观。在 Quartet 公司，错过由行为健康医生初次就诊的患者比例仅为 15%，远低于全美平均水平的 40%。此外，Quartet 公司的急诊室就诊人数相应减少。来自马萨诸塞州 Quartet 公司运营的证据也表明，医疗总成本有小幅下降。

随着医生诊所和医疗保健组织开始对慢病医疗进行协同管理，行为健康将受到越来越多的关注。正如最近在《健康事务》杂志上发表的一项调查所示,"将行为健康医疗纳入大多数责任制医疗保健组织的家庭医生业务中具有重大意义",这是因为筛查抑郁症、焦虑症和其他行为健康问题已成为常态。然而,这种筛查需要伴随着"效应器",即一种确保筛查阳性患者得到有效治疗的解决方案。医生承担越来越多的医疗费用责任,这一事实提升了人们对行为健康的兴趣。因此,医院和医生对治疗早期的行为健康问题较为关注,希望能显著降低慢病患者伴发抑郁症、焦虑症和药物依赖的成本。

目前,许多实验试图找到正确的方式提供行为健康治疗。一些方法侧重于在家庭医生诊室中联合行为健康医生。另有一些方法将家庭医生与那些没有业务的行为健康医生联系起来,使其获得诊治患者的机会并增加他们的收入。无论属于哪种介入类型,所有的发展模式仍处于实验阶段。随着时间的推移,真正有效的方案将得以确定。我相信,到2020年,一旦慢病协调治疗模式成为日常工作,行为健康干预措施将成为医疗优先事项,并将在全美范围内达到标准化。到2025年,医疗服务将有效平衡行为健康医疗和慢病治疗——为所有美国人带来巨大利益。

实践 10　家与姑息治疗

温斯顿夫人已 73 岁,她见证了 10 个孙子和 4 个曾孙的出生。在过去的 40 年里,她一直担任多项工作,开办了一个日托中心,做过居家保洁工作,甚至照顾需要看护的家人。最近,温斯顿夫

未来的处方

人在她家对面的小学做志愿服务。

一年前,温斯顿夫人发现吃东西时会食欲不振,并且腹泻。几天后,她开始感到头晕,脱水很厉害,接着她去了急诊室。医生发现她的肺部有血块和胸部 X 光片上有多个斑点。医生请温斯顿夫人坐下来告知她患上了肺癌。

温斯顿夫人被诊断吓到了。虽然她曾经吸烟,但她在 35 年前就戒烟了,从未经历过呼吸短促或类似的症状。她从当地医院转到费城的一个医学研究中心。经过一系列的检查发现,她在大脑右前方和脊椎有转移性肺癌的病变。温斯顿夫人接受了开颅手术,切除了脑损伤,随后对她的大脑和脊柱进行放射治疗。在医院里,温斯顿夫人仍然腹泻和脱水,当这些状况都好转时,她得以出院回家。

在进行大约三个月的化疗后,温斯顿夫人的背部疼痛开始意外地恶化。医院的检查显示她的脊柱病变还在发展。温斯顿夫人因疼痛并且需要更多的化疗而重复住院。医生使用特罗凯(erotinib)对她进行化疗,这是一种干扰转移性肺癌细胞上的特定生长因子受体的口服化疗药物。温斯顿夫人还服用一种支持性药物,用于防止已经扩散到骨头上的癌变引起的疼痛、骨折和其他问题。目前,温斯顿夫人正处于她的化疗过程之中,最难受的是特罗凯引起的皮疹和瘙痒,这是一种常见的副作用。"一直让我不舒服,"她说,"这些让我感觉很不好。他们给我的抗生素使我恶心、呕吐和出汗,所以我不再吃这些药。"她正在饱受癌症的折磨,尤其是深夜,有时在醒来后的早晨。"我必须每周服用 3~4 次止痛药。在疼痛加重之前,我会立刻吃药,疼痛不会完全停止。

第六章　12 项转型实践之拓展医疗的范围

但这是可以忍受的。"不过,特斯凯的副作用让她的睫毛长得很长。特别是当她去教堂时,好多人夸赞她的睫毛。

在与温斯顿夫人见面时,很难想象这是一位即将庆祝她的肺癌诊断一周年的女性,她做到这一点是完全出乎意料的。毕竟,肺癌脑转移后的中位寿命仅为四个月。然而,温斯顿夫人却活得好像没有癌症,她的胃口很好。她每天外出三四次,主要是去超市和其他商店。她是耶和华见证人,每周去她的王国大厅两次,她说:"我喜欢去那里。"一周前,温斯顿夫人在亲戚的婚礼上跳舞。她与她的家庭医生、癌症医生和放射科医生保持着紧密的联系。尽管她很活跃,温斯顿夫人确实需要帮助,特别是保持平衡和洗澡。她的女儿在城里的时候,孙女们帮助她坐在淋浴间里洗浴。她的孙女总结了温斯顿夫人的情况说,她有一些记忆问题,在精神上不太正常,"她不能安静地坐着"。

由于转移性脑肿瘤患者的寿命短,温斯顿夫人被转到 Aspire 治疗。这是一家营利性公司,专门为那些预期寿命为一年或更短的患者提供姑息治疗但并非临终关怀服务。Aspire 正是在哈里斯女士发生昏厥、植入埋藏式自动复律除颤器(参见第一章)后派麦肯齐照顾的这家公司。Aspire 已覆盖 19 个州的 42 个城市,其模式是聘请每个城市的姑息治疗医生,负责监管和姑息治疗的工作。对于患者而言,Aspire 的模式确保他们可以在家中得到全天候的照料。

医护人员在 Aspire 的服务供给中起着关键作用。每个人定期到患者的家中走访。他们了解患者最近几周甚至几天的生活,为患者处理病症和担忧。最初,医护人员的主要关注点是帮助患者

173

未来的处方

填写《预先医护指示表》和《预立维生医嘱表》。当温斯顿夫人的医护人员首次到访时，了解到温斯顿夫人的高级治疗指导年龄是 6 岁。医护人开始讨论决定更新病历。当温斯顿夫人讲述这件事时，她心不在焉地拍着放在她旁边折叠桌上的文件，开始陷入沉思：

> 我害怕死亡。我知道它即将到来，但我试图迈过这一点。我不会考虑太多。我知道它会在未来发生。但我现在做得很好。

作为耶和华见证人，温斯顿夫人拒绝任何输血。她不想入住ICU，也不想要任何延长生命的治疗方法，如呼吸机或透析。

就像哈里斯女生一样，Aspire 的执业护士还确保温斯顿妥善服用了所有需要的药物。在我拜访温斯顿夫人的那一天，她的执业护士打电话来确定是否有止痛药物补给送到家中。执业护士还通过检查确定温斯顿夫人吃喝足够，并得到了她需要的支援型照护。为了确保家人不会恐慌，能够呼叫救护车，并启动整个医疗干预措施系统，Aspire 的执业护士会定期提醒温斯顿夫人和接受过培训的家人，哪些应该会出现问题。"通过这个电话号码可以联系到我。无论是我，还是我的同事，都会回答并确保您得到适当的医护服务。"当患者像温斯顿夫人或哈里斯女士一样遭遇不可避免的经历——她们的症状会变得更糟，需要卧床并且离死亡越来越近——Aspire 会与家庭医生商议，开展临终关怀。

令人欣慰的是，自从她确诊后的一年里，温斯顿夫人只在急诊室就诊一次，因为她的肿瘤变大并引发了其他严重的问题，她住院2天。肺癌患者通常在生命最后6个月内的平均住院时间为10天，而威尔逊夫人的住院时间只是平均值的1/5。虽然Aspire在成本和质量上的表现还没有受到正式的同行评议，但似乎相当成功。例如，68%的Aspire患者的临终关怀时长超过3天，其患者的平均临终关怀时长为41天，而全美平均为17天。Aspire的患者在过去一年中的住院人数约为Aspire介入之前的一半，哈里斯女士和温斯顿夫人都是Aspire成功的典型案例。根据他们自己的估计，患者在生命的最后一年里节省了15%～20%的费用。尽管这些结果仍有待于严格的成本和生活质量分析来证明，但它们仍然代表了在成本节约的基础上改善临终关怀的潜在突破，在一个几十年来一直令人失望的领域取得的成功。

Aspire模式基本上实现了数十年来临终关怀专家一直倡导的所有事情。它的目的不像其他临终关怀，只是在生命的最后几天或几周内，而是在死亡之前12个月或更长时间进行姑息治疗。不过，这一模式并非总能成功，即使其提出的愿景很强大，但人们对预期寿命的预测不断变化。患者和家属能够舒适地接受前述的维持生命的治疗，有效地缓解症状，试着联系护士而非立即呼叫救护车。这一模式在执业护士和患者之间创建了一个持续的个人联系，确保在需要做出关键决策时双方是相互信任的。Aspire模式也侧重于讨论和记录临终关怀的意愿，医生会终止他们认为不妥的方案。Aspire中接受过培训的护士会组织并指导其完成《预立维生医嘱表》和《预先医护指示表》。这一模式旨在让患者在自己的家中享受他们想要的生活，结束生命。最终，Aspire变得非常有吸引力，因为任何医生诊所或团体都可以联络Aspire，他们不需要建立自己的姑息治疗服务体系，而是可以将其外包给值得信赖的合作伙伴。

高效、优质的居家照护正变得越来越重要。随着制度化程度的提高和对慢病医疗管理的重视，更多的患者将接受居家照护。不幸的是，大部分居家照护组织存在不足。或者像 VillageMD 的克拉夫·菲尔兹所说：

> 大多数居家照护是不协调和混乱的。我们需要护理大量的糖尿病、充血性心力衰竭、肺气肿和肾脏疾病患者，他们能够由医生进行诊疗，但医生没有协调好治疗工作。有人上门采血，另一个人负责呼吸治疗，还有其他人进行伤口处理或更换他们的导尿管。这对家庭造成困扰，因为每天都有人必须放弃工作，和患者一起在家，与居家照护人员进行联系沟通。

为改变上述状况，菲尔兹博士创建了一个叫 Village 之家的独立部门。前提是简单而颠覆性的："我们希望从多个单一模式的服务供应商转变为一个多模式的服务供应商。"而不是单独的居家照护组织来进行抽血、伤口护理、物理治疗、呼吸治疗。另外，Village 之家拥有大量具备临床经验的执业护士，一人可以提供几乎所有必要的患者服务，书写处方、抽血、更换导尿管、处理伤口和给予呼吸治疗。至于其他方面，执业护士通过与社会工作者合作，为有需求的患者服务。

Village 之家的患者通常是那些居住在家中患有复杂慢病的患者，重复住院的高风险人群，或者是有多种需求的患者。其他特征则通过数据分析识别。最近还有不被其他医院和超精尖机构接收的患者加入。Village 之家对患者的治疗时间相对较长，每天只能诊断 5~6 个患者。

最近 Village 之家帮助他们的医生，将服务延伸到家中，建立专业化验室，提供伤口处理治疗，甚至与医生合作在家中进行注射（包括癌症化疗）。菲尔兹举了一个例子：

> 这些转移性疾病患者每周或每隔一周乘救护车到诊所来，由肿瘤医生对其进行化疗。这是完全不必要的和昂贵的治疗，对患者没有好处。当你能在家里享受同样的服务，谁愿意花时间去一个输液病房？

Village 之家的执业护士可以在家中为患者进行化疗。这与执业护士在输液中心为患者进行治疗并没有什么不同。我们的执业护士可以与肿瘤医生诊室进行协调。如果每周都坚持这种疗法直到患者死亡，那么将大大改善每位患者的状况。

Village 之家的负责人马克·勒纳举了另一个例子：

> 患者被救护车送到医院进行伤口处理，接受检查，验血，伤口清创，进行处方续订，然后由救护车送回家。治疗不仅不方便而且收费高，并且这些患者和家人不知道为何需要治疗。这些患者通常是 DNR 患者（不必进行复苏），所以这种治疗是不必要的。
>
> 一个令人震惊的例子是有位盲人患者，他们的家人正在为其使用滴眼液治疗青光眼。管理员很为难，因为她是盲人，完全不必要。我们可以派一名执业护士到家中完成这些工作——

伤口处理，任何需要的诊断和处方续订，于是立即停止了使用眼药水。可见，优质的居家照护节省了花费并减少了患者的不适。

菲尔兹认为这种与医生的关系可能会随着付款变化而加强：

> 医生的能力不足，因此无法在他们的诊室外进行诊疗。他们在诊室提供了很好的诊断，但却无视患者离开诊室后会发生什么。但随着越来越多的费用报销和风险承担合同的实施，医生也在试图减少过度医疗，如不必要的救护车，并提高医疗服务的质量和减少成本。Village之家可以让一位执业护士进行所有适当的诊疗，而不是让他们建立自己的诊所。

当患者需要更多专门的姑息治疗服务时，Village之家将患者转到Aspire。

目前，在收费服务的支持下，Village之家维持收支平衡。他们每个执业护士每天进行5～6次家访，可获得85美元的家访费用。但是，伴随着人员流动和财务状况的改善，救护车使用的减少，以及避免多个居家照护同时存在的状况，减少不必要的重复住院，Village之家模式可能会实现双赢——节省系统资金，为家庭健康支出留出更多资金，并让患者留在自己的家中。

实践11　社区介入

卢卡斯·唐斯躺在医院的病床上，急切地想出去："我只是想离开这里。我想带孩子们去夏威夷度假，或者去购物中心购物。"

过去的一年对唐斯先生来说是一场噩梦。一年前的一个夏夜，他在西费城的大街上，几个人走向他，他并不认识他们。这些人看到了他的草帽，误以为他是仇敌。14颗子弹过后，唐斯先生躺在医院里，腰部以下瘫痪了：

> 我有幸看到了新的一天。换了别人是我这种情况，不会有太多的人仍然在这里。我的朋友被一颗子弹射中而死。我正在设法让自己明白：上帝想让我慢下来。我现在还在这里，因为我不该被枪毙，那些人把我错当成别人了。我很高兴能在这里和你聊天。

唐斯先生觉得活着是幸福的，但他几乎没有接受过优质的医护服务。手术缝合之后，他每天在床上坐24个小时。他的臀部长了褥疮，因为他在最初的住院治疗和随后3个月中并没有完全康复，只接受了一周的物理治疗。唐斯先生也从来没有用过轮椅坐垫。他回到家后，从未接受过居家照护，没有人帮助更换治疗褥疮的药物。他和他的孩子从未接受过任何心理健康或悲伤咨询。他从未服用过任何止痛药来缓解褥疮引起的刺痛。相反，最初分配了家庭医生，唐斯见过他一次，在一年后才安排了后续的治疗。

从康复机构出院后，唐斯与他母亲一起生活在一栋没有电梯的公寓中。这里没有安装坡道，他能从公寓中走出来的唯一办法就是有时候在他的母亲和附近年轻孩子的帮助下抓住扶手挪动。

定期出门非常困难，唐斯先生感到困窘。

在此期间，唐斯的褥疮恶化，他开始感到头晕和虚弱。正如他所描述的那样，"我只是感觉这并不像我自己"。他最终去了急诊室。不过，当医生开始讨论是否需要手术来防止感染扩散至骨头时，唐斯变得害怕和愤怒，他认为他没有得到及时的治疗。他没有遵从医嘱，怒气冲冲地回到家，回家后，母亲恳求他回医院。唐斯先生终于听从了她的劝告，回到医院。

这一次，医生很快确诊了唐斯先生因褥疮而患上了败血症。在住院期间，发生了一些不寻常的事情。唐斯先生称之为谢丽尔的一位女士，敲了敲他所在房间的门，并介绍她自己。"她告诉我她是一名社区卫生工作者，"唐斯先生说，"她会回来帮助我得到我需要的一切。"谢丽尔女士履行了她的诺言。她首先协助组织了唐斯先生、他的家人和医疗团队的会诊，以促进沟通和解释手术的必要性。在唐斯的医疗团队帮助他稳定之后，计划进行清创手术，清理伤口并在暴露的区域放置皮瓣。唐斯很快同意，因为谢丽尔确保医疗团队帮助唐斯了解这一过程及其原因。

谢丽尔·加菲尔德是宾夕法尼亚大学医疗保健组织的社区卫生工作者。什么是社区卫生工作者？他们并不像慢病医疗管理的医疗协调员，试图让患者遵从他们的医疗方案，例如服用药物，检查他们的体重或血糖水平，接种疫苗。也不像上门护士去患者的家更换绷带，进行呼吸治疗和抗生素注射。相反，社区卫生工作者，帮助来自同一社区的患者解决他们的健康问题中潜在的社会、经济和行为等问题。他们关注医疗卫生和社会服务之间的关系，主要是针对医疗条件较差和并无较多社会支持的患者，帮助他们远离困境。

在宾夕法尼亚大学，社区卫生工作者使用IMPaCT模式，通过告知患者什么能帮助他们变得更健康来开始互动。通过与患者合作，他们创建了涵盖5个领域的行动计划（参阅表6.1）。其中一些涉及医疗服务，但大多数是以患者与家人重新融入社区为目标。社区卫生工作者帮助患者执行这些计划。除了社区卫生工作者提供的支持之外，认识这一角色的另一种方式是使患者能够进行自治和管理他们的生活。社区卫生工作者通过与患者互动并关注他们，与患者交流，让患者感到有人关心他们，他们也是有价值的人。

表6.1 社区卫生工作者的5项职能

职责范围	举 例
日常生活服务	领取、发放出生证明、社会保险卡和水电费账单，申请驾驶执照或其他州的身份证明。 帮助申请住房、日托、食品券、家庭坡道和其他社会服务。
医疗向导	帮助申请医疗保险。 选择一个合适的家庭医生。 帮助安排和前往就医。 从众多的医疗保健组织中获得病历。
医疗援助	帮助获得药物和耐用的医疗设施。 在预约之前指导患者如何询问，并以他们能够理解的方式获取信息。 鼓励患者在预约期间写下问题以询问医生。 安抚患者或进行戒瘾咨询。
生活方式转变	在YMCA与患者一起锻炼。 鼓励患者开始减肥或参加戒烟课程。
心理社会支持	让患者进行愉悦身心的活动，如保龄球、钓鱼或电影。 帮助患者报名参加社区志愿者活动。

未来的处方

唐斯并不是唯一一个被谢丽尔帮助的患者。另一个印象深刻的患者是布伦纳，50岁，他有着很长的童年虐待史。布伦纳曾因性侵犯罪被判入狱9个月，但最终未被定罪。尽管他有很多工作，例如沃尔玛的职员，但布伦纳的不良记录让他很难获得更高的职位，他已被社会孤立。布伦纳先生情绪低落，多次试图自杀，2012—2015年9次到精神病医院就医。当谢丽尔见到布伦纳先生时，她使用宾夕法尼亚大学社区卫生工作者中心开发的半结构化面试方式来了解她的新患者。当她问布伦纳先生，是什么给了他"生活中的欢乐，或是他最后一次玩得开心或笑的时候"，他说没有什么能使他快乐，而且"我只期待着死亡"。然而在谢丽尔进一步引导之后，他回忆起许多年前喜欢打保龄球。于是，谢丽尔和另一位同事一起带布伦纳先生去打保龄球。他度过了一段美好的时光，甚至在这几年来他第一次笑了。随后，谢丽尔帮助他获得医疗保险，在城市健康中心找到一名家庭医生，在基督教青年会见营养师，并得到住房补贴。现在布伦纳先生不再想自杀了。自从和谢丽尔见面后的15个月里，他只去过一次医院。

在宾夕法尼亚州，社区卫生工作者的工作方式分为3种。首先，过渡计划，接收出院的患者。社区卫生工作者在2~4周内对这些患者进行家访，确保他们能够得到需要的健康和社会服务，并且他们开始参与社交，主要目标是确保适当的医疗家访以减少重复住院。第二个项目是社区卫生工作者与前6个月内到急诊室3次及以上的患者进行接触。这些患者通常在社会支持系统不足的情况下患有创伤，存在心理健康或临终关怀的问题。在这个项目中，社区卫生工作者可以在长达12周内追踪患者。最后，在门诊计划中，社区卫生工作者追踪医生诊室的患者，登记低收入人员的邮政编码，社会保险以及至少 2 个慢病（其中 1 个病情控制不佳）。例如，一些患者为糖尿病和哮喘患者，血红蛋白 A1c 超过 9%。这些患者家访长达 6 个月。

社区卫生工作者对医生诊室或医疗保健组织的价值在于改善依赖于社会和社区服务的贫困人口对服务的利用率。主要的成果包括改善消费者医疗保健计划评估调查（HCAHPS，与奖金挂钩的患者满意度调查）评分，改善患者的生活质量和客观健康状况，如控制糖尿病患者的血红蛋白 A1c。对于医疗保健组织来说，主要的好处可能是成本上的，比如增加了基于消费者医疗保健计划评估调查评分的支付，以及减少了 30 天内重复住院，节省了慢病患者从急诊室和医院到门诊的交通费用。

许多诊所和医疗保健组织已经成功地建立了社区卫生工作者计划。但许多也失败了。宾夕法尼亚大学医疗中心成功的原因是什么？根据该项目的创建者和医疗主任萨拉亚·查诺维奇，以及行政主任吉尔·费尔德斯坦所言，有 6 个成功的关键（参见表 6.2），但最重要的是招聘。他们正在寻找一个"人"。他们往往不注重简历和学历，而是寻找富有同情心的人，应表现出对社区参与和组织的奉献精神。他们能倾听，与人们交流并表现出乐于助人。当我和谢丽尔一起走到卢卡斯·唐斯的病房时，她向前台的人喊道："嗨，弗朗斯西！近况如何？"向擦地板的清洁人员说"你今天看起来很好"。当我们穿过医院时，谢丽尔肯定地招呼了她经过的每一个人。谢丽尔的同事也是同样热情，包括丽莎，她在客户服务部工作多年，建立了与 Elks、VFW 和各种其他社区组

未来的处方

织的联系。另一位员工托尼是费城学校和当地社区的联络人,推动了青年文化项目的创建。一般来说,这些社区卫生工作者都是乐意听人倾诉的人,让人们自在地谈论自己,建立联系。他们也能从解决问题的过程中获得满足感。

表6.2 社区卫生工作项目成功的6个关键

活动内容	举例
招聘	聘请善于倾听、善于人际交往的人,要求有同情心、同理心和奉献精神。 聘请社区管理员、社工和客服人员。 不再强调学历。
培训	培训各级人员:项目主管、经理和社区卫生工作者。 对社区卫生工作者进行为期一个月的继续教育培训,如角色扮演。 高级社区卫生工作者通过两周的时间进行深造。
标准化测试	运用基于社会科学理论的半结构化访谈。
安全	社区卫生工作者仅在公共场所单独与客户见面。如果需要去客户家,他们会和同事一起去。如果在30分钟内,可单独工作,超过60分钟需要两位同事共同前往。 经理和主管启动"安全集聚",以识别和解决安全问题。
数据	数据协调员系统地跟踪结果并提供绩效报告。
监督和管理	项目经理和每个社区卫生工作者每周碰面,进行以下汇报: • 工作目标、工作计划和时间表 • 目标实现的进展 • 克服障碍 • 减轻压力

此外,宾夕法尼亚州社区卫生工作者中心能够有序地部署其工作人员,已经开发了一个为期四周,共104小时的课堂培训计划,通过确保充分的角色扮演,实现人们之间的互动。培训课程

是大学认可的,工作人员可以获得学分。随后,在教学工作中,前两周由一名资深社区卫生工作者指导,随后两周中,新入职的社区卫生工作者开始独立接触患者。

虽然这种培训很重要,但康诺维认为该模式的成功还有其他一些重要因素,例如使用标准化流程,包括半结构化访谈,可帮助社区卫生工作者提出正确的问题,以了解他们的患者。当谢丽尔询问布伦纳先生生活中的快乐和乐趣,这并不是偶然的,或恰巧只是她遇到的问题;相反,这是一个社区卫生工作者会询问所有患者的标准化问题。

员工安全是该项目的另一个重要优先事项。康诺维博士和费尔德斯坦女士并不是天真的行善者,他们知道自己在费城的一些最不安全的地区中工作,经常面对有犯罪记录、有家庭暴力或者有心理健康问题的患者。他们不仅希望他们的员工能够帮助患者,而且他们也可以在一天工作结束该回家的时候总能安全回家。例如,一个社区卫生工作者得知她的患者处在一个邻里帮派的死亡威胁之下,她的经理和项目主管开展了"安全集聚"。安全集聚的目标是共同识别社区卫生工作者面临的任何威胁,并制订一个明确的降低风险的计划。在这种情况下,他们决定,社区卫生工作者不能在患者的家里,或在医院和家庭医生诊室以外的任何地方去见患者。然而,很少有人认为,"安全问题"会妨碍社区卫生工作者的帮助。尽管如此,该项目仍在努力寻找可能的解决方案。社区卫生工作者可以在公共场所,例如餐馆、基督教青年会或图书馆,一对一地与患者见面。他们提倡家访,但是社区卫生工作者必须和同事一同前往。作为一项额外的保障,项目管理者

未来的处方

必须每隔一小时左右检查每个社区卫生工作者对患者的家访。

该模式成功的另一个重要因素是该中心创建了一个电子工作流程系统，该系统帮助社区卫生工作者记录与每位患者互动的目标，并详细说明他们为每位客户制订的计划，最终使他们能够衡量互动结果。

最后，该计划具有广泛的监督。项目经理对每个社区卫生工作者实施监管，经理和社区卫生工作者每周碰头一次，核查每位患者的计划，确定实际的时间表，评估目标进展情况，并就如何克服障碍进行头脑风暴。此外，会议还允许社区卫生工作者进行汇报，处理与患者就诊相关的压力，并找到他们自己的支持网络。

宾夕法尼亚中心已经治疗了5 000多位患者，如卢卡斯·唐斯先生。自2012年此项目开始对布伦纳进行精准的评估，HCAHPS评分记录显著改善，且心理健康结果得到改善，住院和重复住院次数减少了约3.5%，在项目中还得到1~2美元投入的财务回报。

更重要的是，患者成为该计划的忠实追随者。卢卡斯·唐斯十分喜欢谢丽尔。"我喜欢打电话给她，只是想说话，"唐斯先生说，"当她不再是我的社工时，我一定会与谢丽尔女士保持联系。"谢丽尔不仅仅是聊天而已，她帮助了唐斯先生，为他提供轮椅坐垫，帮助在他家中修了斜坡。谢丽尔帮唐斯先生联系到一位新的家庭医生。因此，他现在的医疗更加便利，能够允许护士为其更换绷带和进行注射，还获得心理健康咨询。但唐斯先生特别期待谢丽尔帮助他去商场，他喜欢运动，希望能够帮助找到一个可以打轮椅篮球的地方。

社区卫生工作者计划可以扩展为宾夕法尼亚大学目前进行的三个主要领域。例如，像护士家庭伙伴计划，也可以专注于孕妇的产前和分娩后第一年的护理。除此之外，该计划还可以扩展到一些患有多种疾病的穷人身上，包括那些被社会孤立的患者，可以帮助他们应对慢性疾病带来的生活挑战。

医疗卫生改革的关键在于建立一个像宾夕法尼亚大学这样一个系统化的方案，清楚地界定了员工的职能，并有一个结构化的方法来部署和监督员工。该计划需要以此为重点，以便为医疗保健组织带来经济上的回报，并改善患者健康。

实践 12　生活方式干预

我创立了 Nifty after Fifty，因为我正在分析患者的数据，并注意到很多髋部骨折、头部撕裂和其他与跌倒有关的问题。我认为我们可以通过力量训练来减少这些问题。从 40 岁开始，我们每年几乎丧失 1% 的肌肉力量，在 60 岁时增加到大约 1.5%。我们中的大多数人在 80 岁时的体能仅是 40 岁时的一半。我们的记忆能力在 25 岁时达到顶峰，然后下降。

我认为生活方式的改变和定制的健身训练有助于减缓或消除这些下降。所以我开始每周带 12 个成员参加基督教青年会，并和他们一起锻炼。基督教青年会开始提高收费，于是我们搬到了洛杉矶健身中心。最后，我们在医疗中心附近选址，这样患者就可以直接从医生诊室去锻炼。

未来的处方

CareMore 的创办者谢尔登·津伯格说，在 Nifty after Fifty 之后，1993 年，他创造了 CareMore 并担任创始人主席，直到 2006 年卖掉它，并专注于 Nifty after Fifty。Nifty after Fifty 是一个独立的、与众不同的公司，不属于 CareMore 目前的所有者 Anthem，但仍与 CareMore 以及其他医疗保健组织合作。自 2003 年成立以来，Nifty after Fifty 已扩展到 38 个机构，每年有 100 万余人次的会员参与。

当你进入 Nifty after Fifty 时，会立即注意到它与普通健身房的区别。没有时尚的镜子或高端机器；没有五颜六色，没有年轻的健身狂热爱好者穿着紧身氨纶衣服；也没有大屏幕电视广播最近的足球比赛或 CNN（美国有线电视新闻网）。"如果人们在锻炼时看电视，"津伯格解释说，"他们可能会分心，不会注意运动本身，或者他们可能会被机器绊倒和受伤。"Nifty after Fifty 是老年人的家园，他们穿着宽松的衣服，有利于使用坐姿锻炼的力量训练机器，以及坐式自行车和踏板练习健美操。在这里播放 20 世纪 50 年代和 60 年代的音乐，那时这些成员正是青少年。

除了跑步机和自由力量外，还有一系列气动阻力训练设备，类似于在校园或专业运动队减肥室中的设计，旨在减少由撞击带来的伤害。在 Nifty after Fifty 中，从早上 6 点开始每天 10 个小时开放，无须等待开始营业，也没有任何老人坐在闲置的机器前等待安排一个特定的时间。受过老年病学培训的运动医学医师分布在设备周围，每个设施中每 12 名参加者配备 1 名运动医学医师。

在隔壁的房间里，12 名老年人坐在椅子上，在运动医学医师的指导下玩"无坠落排球"。所有人必须遵循游戏中的所有规则，另外，他们无法从座位上站起来。这种有限的移动性带动了身体的扭转，增加了腹部的力量，没有跌倒风险并且改善了手眼协调。在这个房间内，还举办其他集体锻炼课程，如瑜伽和尊巴，以及物理治疗服务。随着排球比赛的结束，一位 81 岁的球员自豪地宣称他每周上五次课，共参加 50 次课后可参加比赛。他唯一的不满就是应多安排一些排球课。

Nifty after Fifty 的一项重要内容是运动医学医师对每位老年人的评估，以更好地设计定制锻炼程序。津伯格是这种定制化的强有力支持者，他认为确定每位老人特有的身体特征对降低特定伤害风险至关重要。例如，尽管一个患有糖尿病、足下垂的人和另一个患有髋关节屈肌症的人都有跌倒的危险，但他们处于不同原因的危险中，因此需要不同的锻炼程序来加强特定的肌肉群。每个成员的定制规程都被加载到可插入机器的个人密钥中。机器将显示运动医学医师为高级训练规定的重复次数以及每次训练的目标力量，还可以跟踪每个成员的健康进展状况。在这些设施之外，有 50 名成员在家中练习。津伯格认为通过使用这种定制的锻炼，老年人的健康状况可以得到显著改善。

虽然 Nifty after Fifty 起初是作为防跌落计划开始的，但它已经演变出更多的内容。它提供了糖尿病前期预防计划，针对特定慢病患者的计划，以及安全心脏健康计划。当前，Nifty after Fifty 提供量身定制的锻炼和团体饮食咨询。这些资源的有益之处除了身体机能的完善之外，还因该计划的内在功能而变得更加丰富。津伯格指出，Nifty after Fifty 可以发展友谊，人际关系甚至婚姻。该计划在会员的生活中扮演着非常重要的角色，一位老年人甚至要

未来的处方

求在那里举行追悼会：

> 我有一个客户，已经做了 3 套 100 磅 10 次的训练。他来这儿已经有 4 年了。他 96 岁去世，在去世之前给妻子写了一封信，说他想在 Nifty after Fifty 开追悼会。我们在一个星期六的下午为他举行了追悼会。

在 Nifty after Fifty 建立之初，津伯格通过比较参加运动项目和等候名单上的老年人 18 个月的跌倒率、住院率、髋关节置换率以及其他健康并发症来评估这个计划。为了确保公正性，津伯格要求工作人员以外的人进行评估。"秘书不知道他们在看什么，"津伯格解释说，"比较不同患者的健康服务。"在该计划的结果中发现，每位参与该计划的人平均住院天数减少了 1 天，而使用专门医疗器械的人平均住院天数减少了 1.4 天——平均每人节省了 3 000 美元。这些节省费用是按照每人每月约 40 美元（或每年 500 美元）的费用计算的。津伯格认为，"尽管任何运动都比没有运动更好，但单独定制和计算机监控的促进计划可以提高整体健身水平，从而取得最佳效果。不管这个人是一位体弱的老人还是一位健康而充满活力的老人，这一定制均可奏效。"

Nifty after Fifty 并没有为健康老年人提供一个充满闪光电视和氨纶锻炼衣服的环境，相反，很好地照顾了 CareMore 中脆弱的老年群体。Nifty after Fifty 的成功点在于承认其有限的市场化，CareMore 希望增加更多的锻炼选项，以迎合广泛的老年人需求。Nifty after Fifty 正在开发一个"全民健身"计划，将传统的健身房会员和经验丰富的运动医学医师联合起来，他们将进行全面的健身评估，设计定制的锻炼。

不过，该项目仅此一家：其他医疗保健组织并不及 Nifty after Fifty 如此广泛。在纽约州的韦斯特切斯特紧接着开发的一个项目，可在全美长达 2 800 英里的范围内扩展。尽管韦斯特医疗集团选择了免费的太极拳课而不是室内健身房，他们仍可以专注于预防跌倒这一工作：

> 当进行预防跌倒筛查时，我们将患者进行分组，建议那些有跌倒风险的人参与免费的太极拳课。我们每周在 2 个大型综合诊所进行 8～10 次会诊。这些课程已经售罄，还有一份候补名单。
>
> 对外公布的研究结果表明，太极拳在降低跌倒风险方面的回报率为 1～5 个百分点。由于韦斯特医疗对太极拳课程的投资是微乎其微的，所以这个项目本质上是"免费"的，从很少的投资中创造出巨大的回报。

宾夕法尼亚州沙莫金是煤炭重镇。在革命战争前后，其命运一直与煤炭联系在一起。98.8% 的人口是白人，家庭收入中位数约为全美平均水平的 70%，失业率比全美平均水平高出约 20%。在当地的学校，80% 的孩子享受减免费用的早餐和午餐。高中毕业或上大学的学生低于全美甚至宾州的平均水平。在 2016 年的总统选举中，沙莫金 69% 以上的选票都投给了特朗普。

正如许多类似的地方一样，沙莫金的健康统计数据很差。詹姆斯，一个 56 岁的普通居民，身高 6 英尺 3 英寸，体重 474 磅。他患有不可控的糖尿病，他的血红蛋白 A1c 徘徊在 9.5% 左右

（正常值低于7%）。危重病内科医生安德烈·津伯格是加州大学洛杉矶分校的一个教职人员，几年前她的丈夫上任Geisinger医疗保健组织的首席执行官，她也从洛杉矶搬到了沙莫金附近的一个小镇。她主动到当地社区与一家食品银行合作，在背包中装满食物到社区中分发，以确保面临食物安全危机的孩子们在周末能够吃饱。她说：

> 我被曾经分发给他们的食物吓到了。这是高糖和高碳水化合物含量的加工食品。空腹卡路里只是为了避免饥饿但对健康有害。如果我不把这些食物给我的孩子，就不应该给别人的孩子。如果我坚持下去，很快我们就会缓解这些孩子的糖尿病。

问题是，食品银行每周末在孩子食品上的消费只有1～2美元，怎么办？

津伯格博士发现，沙莫金的居民受制于可支付能力。如果有足够的财力，他们将更可能改变饮食习惯。"我想如果他们得到健康食品，他们不会买一个私人酒吧，但会买好吃的食物，用他们所存的钱付电费，或者为他们的汽车买汽油或付房租。"通过给沙莫金的居民以健康的食品，代替不健康的加工食品，有可能改变饮食和糖尿病的轨迹。目前一部分原因是他们的低收入限制了他们的选择。

Geisinger诊所能服务6 000位患者。即便患者不是Geisinger的会员，仍然可以在诊所得到治疗。津伯格博士分析了诊所的患者，并确诊了所有患有糖尿病的患者，即血红蛋白A1c超过8%。

然后她确定哪些食物是不安全的，哪些人在月末或月底之前是否用完了钱，或者担心食物可能耗尽。然后，她进行了一项小规模的实验，选取了 60 位患者，占诊所全部患者的 1%。每位患者都要参加 6 周的课程，每周 2.5 小时，教他们如何进行糖尿病的自我管理，营养师教他们如何搭配饮食。每周，他们还会收到一份"食品处方"，其中包括 3 袋新鲜水果、新鲜蔬菜、全谷物和瘦肉蛋白，如鸡肉、鱼类，偶尔也有猪肉或火鸡。每 2 周，他们会收到鸡蛋、全麦面包、燕麦和牛奶作为早餐。食物足够 10 餐，不仅仅是为患者而是为全家提供。原因在于，如果一位患者患有不可控的糖尿病，其他家庭成员也可能是糖尿病或处于糖尿病初期。教育课程从他们拿到食物的那一天开始。同时鼓励患者去做运动，每天进行 1~30 分钟的快走。他们不向患者收取任何费用。

遵守率达到 100%——每周每个人都来拿食物。在 12 周后，詹姆斯的血红蛋白 A1c 从 9.6% 下降到 7.7%，体重减少了 30 磅。另一名女性的血红蛋白 A1c 从 10.0% 降至 8.0%，她不仅体重减少了 35 磅，还得到了一个尼古丁贴片，并开始戒烟，每天从 3 包下降到 5 支，尽管该计划不包括任何有关吸烟的内容。不过，存在一个主要问题：低血糖。随着患者吃得更好和锻炼更多，他们的血糖得到较好的控制，但他们仍继续注射相同量的胰岛素，因注射过量导致血糖低。

WeisMarkets，宾夕法尼亚中部的一个放款机构，很大程度上资助了该项目，第三代业主致力于当地社区和健康生活事业。食物的成本大约是每周 25 美元，或者每年 1 300 美元，这也是很大的一笔费用。津伯格博士想知道是否有可能在改善健康和减少医疗费用的情况下收回这些费用。随着 Geisinger 对该计划的推进，将通过对急诊室的使用、临终关怀的数量以及患者护理的总成本的评估来严格量化健康水平和支出成本。但是考虑到很少有干预措施能改变饮食和肥胖，津伯格博士的实验还是非常令人欣慰的。低收入的居民，有糖尿病风险的患者，也更容易接受改变他们的饮食，这是生活方式干预领域需要的一种创新思维。

也许没有什么比改变患者的生活方式更困难的了。找时间适应运动或学习如何烹饪不同含糖或含盐量的加工食品是很难的。然而，许多转型的诊所、团体和医疗保健组织已经开始引入这一大有前景的生活方式干预。他们通常从免费太极拳或其他锻炼项目开始，因为可以帮助老人学会防止跌倒和髋部骨折，通过减少 2.5 万美元髋关节置换的数量来节省费用。每名患者每年花费 500 美元，50 名高危患者只需减少一次手术就意味着节省了 2.5 万美元。当应用其他改变生活习惯的有效措施时，比如 Geisinger 的健康食品倡议，将需要改善健康水平和节约成本以持续下去。转型最明显的诊所和医疗团体不仅在提供更高质量和更低成本的医疗服务方面看到了巨大的价值，而且还通过改变生活方式降低对医疗服务的需求。在接下来的十年中，这种创新实践将从试点转向常规医疗保健组织的日常工作。

美国的医疗保健组织已经经过了一个转折点。当前全社会都有改变服务系统的需求，需要提供以患者为中心、以治疗效果为基础和以人为基础的医疗服务，从而实现三重目标。

通过研究从纽约到夏威夷的医生诊所、跨专科诊所和医疗保健组织的实践，我已经提炼了 12 项转型实践，以更详细地展示如何做出这种改变。通过描述具体的例子，已经确定了如何区别成功和失败的尝试，比如慢病协调治疗模式等更好的转型实践。

第八章讨论了医疗保健组织如何开始转型。在这之前，我们对一类转型展开了调查，发现尽管其受到了广泛关注，但对医疗服务转型的作用并不大。下一章会探讨为什么尽管虚拟医疗拥有大量的宣传和投资，但目前并不大可能实现想象中的综合性转型，提供高品质和低成本的医疗服务。

第七章　虚拟医疗是障眼法？

虚拟医疗的承诺

9月初，一个炎热但不潮湿的一天。布伦纳先生驱车前往凯撒大西洋中部医疗集团，该机构集急诊、一站式诊疗和24小时观察于一体。它们涵盖了医院的所有典型诊断服务、超声波、CT和其他影像模式，甚至是肺结核疑似患者或其他高传染性患者的负压室。在延长的营业时间内，他们通常配备了董事会认证的内科医生、家庭医生和急诊医生。

布伦纳先生因皮疹和关节疼痛到凯撒就诊。由于这里的预约已满，只能由邻近凯撒的一位医生进行"视频诊疗"。视频诊疗在一个专门的房间里进行，每个Cisco系统有一个摄像头，一个用于检查喉咙或耳朵的大型视频耳镜，以及用于肺部或心脏的视频听诊器。这次诊疗无须等待，也无须付费。对布伦纳先生来说，这听起来不错。他选择了与远程医生基姆博士的虚拟治疗。

在他们的高清视频通话中,布伦纳先生向医生说明了皮疹和关节疼痛。基姆博士问了几个问题。几分钟的交谈之后,基姆博士让他拿着这盏特殊的照相机和灯,将它指向皮疹,这样基姆医生可以仔细看一看。在进行了这次虚拟检查之后,基姆博士做出了诊断,并告诉布伦纳先生他会帮助订购莱姆滴度。就这样,布伦纳先生得到了较好的治疗。

听了像埃里克·托普尔这样的医学科技理想派或评论员的观点,你会发现未来布伦纳先生的虚拟医疗只是冰山一角。这些专家宣称,今后所有的医疗将变为虚拟医疗。医疗服务将由可穿戴技术主导,这些技术可以连续监测关键生理指标和其他指标,包括从血压和血糖到心脏节律和身体活动,然后将这些信息发送回监测点。其他电子监测器将评估药物依赖性、呼吸量峰值、体重甚至情绪。像布伦纳先生的经历一样,几乎每个患者和专科医生或其他临床医生将可以在任何地方进行网上虚拟医疗。患者和医疗团队很少需要身体接触或面对面交流。美国南加州大学医学教授彼得·库恩强烈呼吁这种虚拟转型:

> 我们已经有 3 万分钟以上的治疗错失了这一良机。技术可以用来填补这个空白,并提供患者的全方位影像。收集到的数据(例如来自可穿戴技术的数据)可以带来更好的治疗决策,更高的治愈概率,以及医生与患者之间更好的交流。

真正的科技理想派设想得更长远。他们认为人类医生的概念就很奇怪。Watson 或一些更好的设备将能够实时监测生理和其他数据，创建潜在诊断列表，在最可能的诊断中归零，并提供最佳治疗。难以想象的是，许多科技理想派认为电脑甚至能够完成必要的外科手术。

如果这能够在未来实现，将历时久远，甚至几十年。事实上，这不太可能成为现实。当前，虚拟医疗还处于起步阶段。更重要的是，并不是转型实践的核心，并且不可能在未来十年成为转型实践的核心。目前，大多数转型的医生诊室和医疗保健组织，如凯撒医疗集团，正在使用一些远程医疗和远程监控。这些系统是有益的，因为它对医生和患者都是方便的。在不久的将来虚拟医疗可能会得到扩展，但仍有很多问题，目前的证据显示：虚拟医疗，无论是通过视频和远程电子监控还是通过可穿戴设备，似乎最多只能用于增加已经转型的患者医疗体验的一些要素，本身并不能根据科技理想派想象的方式进行变革。

事实上，虚拟医疗只能补充但不能完全取代面对面的临床医生与患者的互动。在可预见的将来，虚拟医疗能够为医生和诊所提供可操作的信息。虚拟医疗对患者是不可见的，并不能成为临床医生与患者互动的核心。正如爱德维科特的李·塞克斯所说的，最好是"在后台工作"。

在凯撒医疗，像布伦纳先生接受的这种视频诊疗可以在计算机、平板电脑或智能手机上完成。患者可以和他们的家庭医生进行定期会诊，并且可以进行虚拟的及时治疗，但从不用于急救。典型的虚拟"家庭电话"来自正在工作的主妇，她们只能在晚上8点或9点与医生通话，晚饭结束后，孩子们上床睡觉，房间收拾好了。然后，主妇们终于可以开始自助式诊疗，通常询问流感症状，不常见的月经出血，以及其他常见的问题。这些虚拟医疗对于实时咨询也是有效的。例如，稀缺的儿科医生或皮肤科医生可以从他们自己的诊所扩展到更舒适的地方。

另一个令人惊讶的视频诊疗用于精神病治疗。在凯撒医疗，一个心理治疗师可以通过视频进行全天候的工作。虚拟心理治疗师的治疗对广场恐惧症患者（一种以恐惧公共场所或公共场合为特征的焦虑症患者）非常有效。治疗师可以与患者视频通话提供治疗，并立即做出转诊。

CareMore 是虚拟医疗领域的另一个参与者。该系统将无线血压袖带分配给高血压患者，对充血性心力衰竭患者进行无线标测，并对糖尿病患者进行无线血糖监测，有助于追踪新诊断患者的病情，或者由患者不定期自我报告其结果。

虚拟医疗真正微小的影响

凯撒医疗集团和 CareMore 处于转型的最高级阶段。尽管对它们来说，虚拟医疗在它们的医疗中也只占很小的一部分。事实上，它的作用如此之小，以至于它不会对医疗工作的转型做出重大贡献。虚拟医疗最多也只被认为是探索性的或实验性的。例如，凯撒集团进行实时或双向视频诊疗的患者占全部患者的比例不足 1%。凯撒大西洋中部集团的洛夫特斯博士指出，自 2011 年，他们开始使用虚拟医疗，从 1 400 名医生中节约了相当于 10~15 名医生的工作量，占比约为 1%。

未来的处方

许多创业公司,比如 Doctor on Demand,现在都进入虚拟医疗领域,并寄予厚望。在菲尔博士得到公众认可后,Doctor on Demand 仅 2016 年就有 100 万次的业务量。尽管这听起来很多,作为商业机会,100 万次就诊应是有利可图的,但实际只是美国每年近 10 亿次门诊和 1.36 亿次急诊的一小部分,电话就诊的人数是微不足道的。

真正的问题不是使用虚拟医疗的频率,而是改善医疗效果的实际差异。在凯撒集团,洛夫特斯博士提出了这个问题,她想从经验上分析虚拟医疗是否改善了结果,如血压和血糖控制,以及实际上是否有效地为医生和其他医护人员节省了时间,从而降低了单位成本。在最初的时候,技术精湛的凯撒会员和那些觉得技术"酷"的孩子似乎喜欢使用视频诊疗。然而,虚拟医疗需要面对患者的担忧,通过降低就医的障碍,让患者能以更多的方式接近医疗团队。具有讽刺意味的是,这可能会增加身体上的负担,而实际上并不能改善凯撒患者的总体健康状况。在决定开始凯撒的虚拟医疗项目之前,洛夫特斯博士需要可靠的数据。

确实存在一些反面的证据。研究人员试图将穿戴式、电子监视器和其他虚拟医疗技术整合到医疗实践中,通常未能改善患者的医疗效果。最近的三项研究进一步印证了虚拟医疗的失败。匹兹堡大学的一个研究小组试图利用虚拟技术改善体重超重的 471 名成年患者(年龄为 18~35 岁),范围从超重到肥胖(BMI 范围为 25~40)。所有患者都保持低卡路里饮食,规定增加体力活动(每周 100 分钟的适度体力活动,随着时间的推移,增加至每周 300 分钟),并参加每周的团体指导会议。6 个月内,所有患者都

第七章 虚拟医疗是障眼法？

参加了电话咨询会议，接收短信提示，并且每周都会在网站上查看材料并提供新的数据。一半的患者被随机分到技术强化组，并给予多传感器可穿戴装置。该装置包裹在上臂，能够显示和链接到网站，向参与者提供身体活动和能量消耗的反馈，该网站还帮助患者对饮食摄入进行自我监测。24个月后，对照组平均体重超过13磅或体重的6.3%。技术强化组最多减少了8磅，即体重的3.6%。也许之前基本的干预措施已经做到足够好，以致患者的体重减重已到了极限，使得技术提高不能真正改善其效果。然而，研究人员不得不承认，"将可穿戴技术添加到行为干预措施中，想要24个月内减轻体重，效果并不好"。较不应用任何技术而言，虚拟医疗在健康改善方面的作用更小。

在另一项研究中，来自新加坡13家公司的成年员工被分成4组，测试可穿戴技术是否会增加体力活动并减轻体重，改善血压和其他健康结果。对照组不受干预；另一组配备了FitBit Zip活动跟踪器；第三组配备了FitBit，如果患者增加其身体活动，则额外给予慈善捐赠的奖励；最后一组配备了FitBit和现金奖励。在6个月时，那些FitBit机构以及慈善捐款或现金奖励的小组确实将他们的中度到剧烈体力活动每周增加20~30分钟——这是显著的统计增加数量，也是由CDC建议的每周150分钟身体活动目标的重要内容。6个月后，激励措施停止，但人们仍可以保留FitBit。在6个月和12个月测量时，使用可穿戴技术的患者的结果显示"对健康结果（体重、血压等）没有任何改善"，研究人员对这些促进健康装置的价值提出了质疑。单靠可穿戴设备没有任何作用；相反，必须与其他激励措施相结合，以提供有意义的改变，但将

未来的处方

大幅增加虚拟医疗介入的成本。

第三项研究旨在改变近1 500名年龄在50岁以上（平均73岁）因充血性心力衰竭加重而住院的慢病患者的治疗效果，这些恰恰是高成本慢病患者的类型。如果系统要持续提高质量和降低成本，则需要对其医疗模式实施最大的改变——这是所有转型的供给系统的主要关注点（参阅第四章）。在出院时，患者接受常规护理或通过无线电子袖套（包括测量血压和心率），无线秤和数字症状监测组成的虚拟医疗干预。患者被要求每天使用袖套、体重秤和其他机器。身体指标数据被发送到一个集中式呼叫中心，由护士对患者进行监测，并遵循一个明确的协议，并在数值超过特定阈值时提示患者。护士询问患者那些不正常读数背后的原因，"当症状出现时，鼓励患者联系他们的医护人员"。总体而言，约超过一半的患者使用虚拟医疗的时间超过50%或更多。在6个月内，每名患者平均触发了22次呼叫警报——这是非常大的工作量。在同样的6个月中，约50%的患者因另一种充血性心力衰竭恶化而住院治疗，近15%的患者死亡。最终，电子监控技术和医护人员的介入没有任何区别。正如加州大学的研究人员总结的那样，该研究发现，"远程（电子）患者监护与医疗过渡相结合并未减少充血性心力衰竭治疗后180天仍需再次住院的情况发生。另外，180天内的死亡率也没有减少"。

最好的虚拟医疗整体评估来自Iora医疗集团的副总裁安德鲁·舒茨班克博士，这家公司在6个州开展了13种家庭医生的创新做法。"对于一个患者的连续血压监测是没有用的，"舒茨班克说，"我每天都有一两次接诊。除非由我管理ICU的患者，了解血压的微小变化是完全无用的。"至于使用智能手机或计算机进行虚拟诊疗，他认为这些只是加上了一些荣誉色彩的电话。他认为，这项技术在一半的时间内甚至无法起到任何作用，另外一半的时间会让医生和患者都感到挫败。在 Iora 医疗集团，最有用的虚拟医疗技术在很大程度上为后续医疗提供了安全的信息。这些沟通可以让患者反馈病症的发展情况，并允许医生做出相应的反应，也提供了人与人之间互动的渠道。舒茨班克发现，许多患者经常发短信给他们的医生，这些信息有的是关于他们的宠物，有的是他们的日常活动，或者只是打个招呼。

虚拟医疗和患者的便利

虚拟医疗最强有力的支撑依据之一是患者的便利。患者可以联系他们的专科医生、执业护士、医疗管理员或临床医生，他们在家中就可以查看电子病历。患者可以通过电子邮件询问一些简短的问题，可以通过视频进行交谈，这样医生就可以看到患者有多痛苦，他们也可以向皮肤科医生展示令他们担忧的皮疹或皮肤痣。人们无须为了出门而打扮，无须花费 30 分钟的车程，无须在诊所或急诊室等待，无须支付停车费，无须开车回家就可以得到治疗。虚拟医疗可以解决以上问题，打造成一种像在线购物一样方便的体验。

正如我指出的，虚拟医疗确实能够帮助患者在就医过程中获得很多便利，从而鼓励患者就医。有广场恐惧症等行为健康问题的患者可以接受专科医生的治疗，皮肤科医生可以诊断更多的皮肤状况。许多人不必在深夜去关注紧急问题，比如发高烧的孩子，这些问题不会威胁到生命，因此不需要亲自到访急诊室。

但便利可以是一把双刃剑，也会带来问题。减少了与医生联系的障碍，人们担心患者可能会消耗大量有价值的医生，并且会因为轻微甚至不存在的健康问题而浪费医疗时间。他们通过联系医生或执业护士来代替搜索网络。在凯撒医疗，一些家庭中的母亲学习使用虚拟医疗门户，原因在于孩子喜欢通过电脑视频联系医生。同样，在迪恩诊所，医生抱怨电子邮件和短信的数量急剧增加，并且患者期望在每个工作日结束前得到答复。一位医生指出：

> 打开电子邮件，我们就好像打开了潘多拉盒子。平均一位儿科医生拥有 2 500 个高度复杂的电子邮件、电话信息和其他通信。高度的复杂性意味着，如果面对面治疗，那么每位患者的平均就诊时间仅为 2 分钟。一般的内科医生有大约 9 000 封电子邮件，每年增加 10%。这是一项巨大的工程，我做了个计算，只是回答问题，包括电话、开药方和患者的询问，就需要 400 小时。

另一位院长说：

> 电子病历和电子邮件就医是目前家庭医生和护士中非常热门的话题，他们认为这些越来越成为工作负担。

因此，虚拟医疗可能是方便的，但也可能导致医疗最有价值的部分——医生、执业护士和其他临床医生时间的低效使用。分流虚拟医疗来控制虚拟医药门户的使用,更好地筛选传入的信息,培养回答大多数询问的虚拟医疗助理团队,或者研发其他一些尚未开发的技术,是运行虚拟医疗应该克服的障碍。尽管虚拟医疗可能会增强患者的便利性,但也可能会在一定程度上加剧医疗效率不足。当然,并非许多科技理想派认为的:这当然不是非技术性的胜利和关键的转型要素。

为什么虚拟医疗不是变革的根本?

转型的实践和医疗保健组织的经验,以及在这一领域现有的文献,表明虚拟医疗至少在目前并不是医疗服务的支撑。为什么?

一个原因可能是我们还不知道如何有效地部署虚拟医疗。虚拟医疗的支持者,不像科技理想派那样坚定,他们认为我们必须意识到目前还处于初期阶段。随着技术的发展,我们逐渐了解临床医生和患者之间的互动方式,虚拟医疗将更加有效地改变医疗的互动和治疗效果。这是我的同事凯文·沃尔普的观点,他是世界领先的专家,用行为经济学改变患者的治疗效果:

> 目前,电子监控和其他技术是不能转型的。然而,该技术的性能和价格都在迅速发展。此外,关于如何将技术与行为解决方案相结合的办法也在不断演变。所有这些都有可能在慢病管理的生产力方面取得显著的飞跃,这是劳动密集型模式无法实现的。

未来的处方

不管怎样，对于想要完成医疗服务转型的医生、护士和管理层来说，目前仍然处于虚拟医疗的实验阶段。尽管不是一个完全不可能的未来，以技术为中心的未来仍然是遥远的。这意味着它不应该成为当前转型的焦点。

对虚拟医疗持怀疑态度的另一个原因是目标患者群体所需技术与其所需知识水平不匹配。像哈里斯女士和温斯顿夫人这些慢病患者和收入有限的老年人需要更高质量的治疗。这些通常不是技术创新的早期使用者，更不是早期的大多数用户。他们可能会使用智能手机和 DVD 播放机，但与技术世界的互动通常会仅限于此。这些患者更愿意使用一个网络化的量表，与正常的量表没有什么不同，他们就不必记着给它充电，或者直接把它连接到某个装备上。但是任何复杂的工作，如要求患者定期查看网站或遵循网络指令，都不太可能奏效。也许在二三十年后，随着这一代技术娴熟的年轻人变老并屈服于慢病时，可穿戴和其他电子技术将更容易被接受和采纳。然而，从现在开始很长的时间内，这一预测也会受到质疑。可穿戴设备的研究针对的是年龄在 18~35 岁这类精通技术的人群，但并没有真正产生影响。可能存在一些伴随慢病而来的影响，往往会否定技术干预的重要性。

虚拟医疗实施的一个更重要障碍可能是技术瞄准失误。问题在于不清楚慢病患者的体重、血压、血糖或呼吸参数总是处于什么状态，一旦发现异常，不知应如何应对。换句话说，障碍并不在于实时了解患者存在的问题，而是通过有效的干预措施进行响应，让患者改变其生活方式，同时预防其他问题。简而言之，真正的挑战是生物学家和机器人专家所谓的医疗"效应器"，即为

第七章 虚拟医疗是障眼法？

患者提供正确的干预措施。这一技术的感知能力非常强，甚至可以将信息分为正常和异常两类。但是，慢病管理的关键障碍在于通过技术有效地向人们提供服务十分困难。当前的挑战并不是获得更多的数据和信息，而是获得更多的数据和信息后该做什么——这不一定是技术公司的强项。

然而，为什么虚拟医疗对临床医患互动的影响是有限的？一个重要的原因是医疗从根本上说具有社会性。像所有人类一样，患者对他们信任的人的回应远远超过计算机上的自动回应，或原本不认识的电话中的虚拟护士或医疗协调员。就像与电子化的航班预订系统相比，与实际的航空公司员工之间的互动更有效。当问题严重时，比如在医疗保健组织中，我们都倾向于来自真正的人的关注。

慢病患者在不使用虚拟医疗的情况下，仍然可能改变他们的行为。如第四章和第六章所述，慢病医疗管理员和行为健康医生可以确保慢病和行为健康患者保持健康，同时确保他们能够更少地去医院。本书中转型的实践表明，在识别高危患者后，有效干预措施有三个关键步骤：（1）在医生诊室中联合这些医护人员；（2）在医疗管理员、行为健康医生和患者之间建立联系，通常是由医生促成这种联系；（3）频繁的会议和个人电话，以加强所需的行为转变。一个值得信赖的临床医生与患者的互动是有效转型的基础。患者对一个他们认识并信任的人做出回应，这个人应对他们很了解并且愿意帮助与患者建立合作策略。

技术可以加强慢病医疗管理员或行为健康医生与患者之间的联系，但只有这种关系已经建立之时才发挥作用。科技并不能甚至不应该尝试取代这种关系。以充血性心力衰竭患者为例，他们的电子监控技术未能改变其重复住院率和死亡率。我们不能完全解释为什么电子干预失败了，但有一种可能性是，这种干预缺乏人与人之间的接触。当患者的监测数据显示不正常时，一个陌生的护士给患者打电话，告诉他们应该联系医生。因为患者不确定是否应该信任陌生的护士，所以不能有效激励他们去听从建议。

在成功转型的实践中，有一些不同的办法。一位已经认识了患者几个星期甚至几个月、几年的慢病医疗管理员，给患者打电话进行沟通。患者相信管理员正在努力改善他们的健康，而且管理员有权干预和管理患者。那么患者就无须打电话到医生诊室进行询问。

转型实践中科技的角色

以上并不意味着电子技术和虚拟医疗在转型医疗中没有起作用；相反，主要作用不是取代临床医生与患者的互动，而是提高医师的诊断和管理能力。主要体现在 5 个领域。

首先，技术可以为医生管理患者提供实时的相关数据（但不是身体指标数据）。例如，芝加哥的爱德维科特曾面临较高的重复住院率。总的来说，伊利诺伊州在这一方面表现得很好。正如爱德维科特的塞克斯所言："就重复住院率而言，我认为伊利诺伊州在 50 个州中排名第 48 位。"为了解决这一问题，爱德维科特创建了一个预测性的重复住院模型。正如他解释的那样："我们在每个住院患者的后台中进行计算。根据临床情况，每 4 小时更新一次。对患者进行评分并确定重复住院的高风险人群，使医生意识到需要特别注意的患者。我们敦促他们在出院后的 48 小时内进行检查。不一定由医生亲自检查，护士即可完成。随着检查的跟进，他们重复住院的可能性大幅下降。"

后台技术有助于住院管理。然而，即便如此，虚拟医疗仍然需要有人与患者互动，以使其真正有效。塞克斯表示，即使掌握了这些信息，我们的医生也不愿意在 48 小时内接诊，而且不能持续下去。所以我们正在寻找解决方案。我们有家庭医生和药剂师到患者家中进行诊疗。许多患者仅需要药物治疗，这些药剂师就可以帮助完成。

另一个问题是：即使医生告诉患者可以在 48 小时内就诊预约，如果预约秘书告知下一个就诊是两周之后，这样就又完全断开了联系。

技术的应用大大解放了医生的工作时间，将其集中管理，大大增加了就诊的机会，以解决这种"完全断开联系"。在这种情况下，虚拟医疗并不是要增强临床医生与患者之间的互动，而是在后台工作，帮助医生应对慢病管理的挑战。

技术将发挥关键作用的第二个领域是急救后的后续工作和对相对稳定的慢病患者的常规检查。如上所述，Iora 医疗使用短信来确保急性病症的治疗，如尿路感染或轻微的头部创伤。同样，凯撒的洛夫特斯博士希望扩大虚拟医疗系统的使用，以便于后续的诊疗。她还认为，更多的常规检查，例如每隔几个月检查一次

未来的处方

患者的血红蛋白 A1c 水平、血压、服药依赖性和饮食变化，实际上可以代替患者到诊所就诊。然而，前提是临床医患关系已经足够完善；虚拟医疗仅仅起到补充医患互动的作用。在洛夫特斯博士的估计中，虚拟治疗和常规检查可以减少多达 40% 的实际访问量，节省了大笔费用，实体诊室和接待人员数量的减少，降低了用人和场地成本。但这尚未得到证实。

在广泛覆盖的虚拟治疗和常规治疗中，也有来自技术和人类的挑战。一个挑战是如何在虚拟医疗和实体医疗之间实现快速无缝对接。实体诊室一般能够较为自然地应对常见问题。如果患者在下午 1 点就诊，医生延迟了一些时间，接待员将告知患者需要等待大概 5 分钟。如果一个虚拟治疗的患者想要在下午 1 点开始治疗，很难清楚医生是否能够按时开始。

第三个领域是照顾农村患者。世界上没有哪个国家真正解决了为农村患者提供优质医疗服务的问题。受过良好教育的医生和其他临床医生喜欢生活在具有文化吸引力、多样性和社交活动的大都市或市郊。无论是通过奖励措施还是处罚措施，诱导医生在农村地区扎根的努力几乎在任何地方都已经失败。虚拟医疗让医生能够在他们想要的地方生活，同时为住在农村地区的患者提供医疗服务。执业护士担任农村地区主要的家庭医生、专科医生可以为更复杂的病例或紧急情况提供服务。在这种情况下，医生更像是支持家庭医生进行定期评估的顾问。

虚拟医疗的另一个功能是促进医生与医生之间的磋商。许多专科医生，如皮肤科医生、儿科医生和心理医生都供不应求。虚拟医疗帮助家庭医生从这些专科医生那里获得实时咨询。在凯撒，使用手机、相机大大增加了皮肤科医生在诊室进行皮肤病咨询的次数。而且，这不是通过取代医患关系，而是通过向患者的医生提供及时帮助来提高医疗水平。

虚拟医疗将发挥作用的另一个领域是技术进步可以让电脑代替医生。学习型设备可以通过巨大的数据集融入医学领域。计算机将学习如何将所学的技能应用于数十亿现有的数字化射线照片和病理幻灯片，识别肿瘤和其他异常情况。在接下来的十年内，机器将在很大程度上取代诊断放射科医生和解剖病理医生。虚拟医疗的学习型设备将取代对身体指标监测较少的麻醉医生和重症监护医生，并调整药物和其他干预措施以应对异常情况。机器人代替了疲倦的医生，将学习如何熟练地管理麻醉和危重病患者。

在学习型设备能够取代重症护理医师之前，虚拟医疗将首先通过远程 ICU 优化危重患者的监测。在菲尼克斯的 Banner 医院夜班期间，所有的网站都配备了远程 ICU，它将患者连接到正值白天的重症监护医生，比如以色列的特拉维夫。医生用特制的相机对患者进行检查，并根据患者的药物和身体指标数据——心率和节奏、血压、氧合、液体平衡和其他指标实时输入数据。如果发生意外，这些远程医生可以看到异常数据，为患者做检查，与护士联系并远程管理患者。当然，这需要选择在白天联系医生，也就是在他们的工作时间。一位虚拟医生也有能力监测患者的指标数据。Banner 自 2006 年以来开始开展远程 ICU，它已充分融入患者治疗。2013 年，其远程 ICU 共节省了 3.3 万天的 ICU 使用天数和 8 900 万美元。当然，Banner 还在继续扩大该计划。

正如凯撒医疗、Iora 医疗和 Banner 等医疗保健组织的发展经

未来的处方

验表明，我们现在正处于虚拟医疗繁荣的最初阶段。相较目前这一领域的所有宣传而言，实际上在为系统外的患者提供医疗方面仍然仅起到相当有限的作用，而且没有可信赖的家庭医生。不过，虚拟医疗已被证明可以成功地优化对系统中哪些患者的医疗服务，虽然其作用并不是变革性的。

虚拟医疗可能是有益的，但不是转型的基础，其影响很大程度上取决于患者接触的临床医生。技术能够更好地解决一些问题，但是技术不能代替面对面的治疗。目前，医生与患者之间的互动仍然是推动诊所或医疗保健组织有效转型的关键所在。经过不断优化，虚拟医疗将能够带动医疗服务的彻底转型。但这并不意味着能成为未来十年医疗体系变革的焦点。事实上，我怀疑它是否能永远取代临床医生和患者的关系。

第八章 医疗转型可以复制吗？

所有的医疗保健都是本地的吗？

从历史上看，许多卫生政策专家对在一个新的地点进行高质量的服务系统改革的可行性表示怀疑。这一论断并不是毫无根据的——许多组织都没有扩大自身规模。具有讽刺意味的是，这种失败的典型例子正是凯撒医疗集团。

通过整合保险与医疗服务的供给，凯撒医疗集团开始承担完全的财务风险，提供组织激励以降低成本。不同于传统收费服务模式的是，凯撒医疗集团为前端医生支付奖金，以提供高品质的医疗服务，刺激了更大的规模和更多的消费。凯撒医疗集团的支付模式是：通过多种客观的评估，实现一贯的高质量诊疗，其在加州北部和南部的联邦医保优先项目都是医疗保险的 5 星级计划，通常在美国新闻和世界报道、消费者报告和其他各种排名中名列

未来的处方

第一或至少在全美排名前十位。凯撒的成功还得益于其相对较低的保费。虽然被称为"影子价格",一定程度上削弱了蓝十字和蓝盾计划的溢价。即使并不及想象中的低价,但仍然代表较低的成本。因此,许多卫生政策专家认为,在美国各地推广凯撒模式将是一个正确的方向,改善国家的医疗卫生系统,同时降低成本。

然而,尝试移植凯撒模式在很大程度上失败的。早在20世纪30年代末和40年代初,凯撒始于华盛顿州的大古力大坝施工现场和位于加利福尼亚州奥克兰的里士满造船厂。第二次世界大战结束后,施工现场和船坞的就业减少;凯撒医疗集团的住院人数同样下降。为应对这一现象,凯撒开始向外界开放。许多工人已经熟悉并逐渐认可凯撒,原因在于凯撒建立了管理和服务供给系统,工人们进行注册较为容易。凯撒很快迎来了会员的再次激增。

数年来,凯撒在加利福尼亚州和俄勒冈州的运行都非常成功。然而,这些传统地区之外的扩张却一再失败。例如,1973年颁布的《健康维护组织法案》,要求拥有超过25名雇员的雇主提供健康保险,以提供联邦认证的健康维护组织选择权。得克萨斯州、北卡罗来纳州、俄亥俄州和东北部的凯撒分公司全部失败,之后被出售、分拆或关闭。凯撒尝试扩展到佐治亚州、科罗拉多州和华盛顿特区—马里兰—弗吉尼亚地区,一直在努力挣扎,但最终不得不关闭或出售业务。70年来经历了向公众开放、受到政策专家的称赞并得到联邦立法的支持,凯撒为超过1 000万的美国人提供医疗服务,其中82%位于最初的加利福尼亚州和俄勒冈州。因此,凯撒本身是一个最好的例子,证明将一个提供高质量医疗的模式移植到新的医疗保健系统中,实际上是不可能的。

第八章 医疗转型可以复制吗?

为什么会有转型的问题呢?在一些著名的卫生政策专家看来,答案为"所有医疗服务都是本地的"。在一篇名为"未能扩大规模"的文章中,卫生政策专家杰夫·戈德史密斯和劳顿·伯恩斯(宾夕法尼亚大学沃顿商学院)认为,凯撒恰恰展示了试图将医疗模式扩展到新地区将出现的典型问题。戈德史密斯和伯恩斯从葡萄酒的类比出发,在不同的社区中,独特的地方历史、文化、政治和经济因素为"医疗实践和医疗组织的传统着色"。在凯撒的案例中,俄勒冈州和加利福尼亚州市场中独特的三个因素使其医疗模式得以发展:"大型跨专科诊所,一种预付医疗服务的传统(相当于赔偿保险),以及大型工会雇主。"由于品牌知名度和较低的销售成本,凯撒广泛覆盖了西海岸的市场,带来了品牌化建设,受众从造船厂工人成功转向公众。但其他地区却并不具备这些发展条件。

戈德史密斯和伯恩斯指出,凯撒的经历并不是独一无二的。其他尝试在本地以外进行拓展的医疗组织都失败了。最初透析公司德维塔(DeVita)试图在南加利福尼亚州推广一家成功的家庭医生组织,这个医疗合作伙伴"一直在努力扩大市场影响力或盈利能力"。戈德史密斯和伯恩斯认为:"除了联邦医疗保险之外,几乎任何医疗体系都不能覆盖全美。佛罗里达州劳德代尔堡、内布拉斯加州黑斯廷斯和华盛顿州西雅图,实际在文化和政治上有很大的差异。"因此,"试图应用单一的解决方案将导致政策无法发挥预期的作用"。根据戈德史密斯和伯恩斯的研究,地域效应意味着在该国不同地区复制成功转型的医生诊所或医疗保健组织的可能性很小。最终每个转型的系统都需要在其特定的地区和医疗

未来的处方

体系中成长——成功的医疗保健组织不能从该国的其他地区移植。

值得注意的是,转型的真正挑战并不在于像硅谷模式一样的"可扩展性"。很少有人怀疑医生诊所、跨专科诊所或医疗保健组织在本地发展的能力。毕竟,迪恩诊所从一个小团队发展到威斯康星州南部的 22 个县。纽约韦斯特切斯特县的韦斯特医疗从 20 世纪 80 年代末的 14 名医生发展到今天的近 350 名医生。CareMore 从 1991 年在洛杉矶的几个诊所发展成为目前能够在加利福尼亚州南部服务约 8 万名患者的规模。因此,医疗服务转型的挑战在于是否具有可扩展性和可移植性,是否可以在具有不同文化、社会、经济和其他历史和医疗传统的地区复制其成果。

如果戈德史密斯和伯恩斯是正确的,确实不可能将服务系统移植到其他地区,那么本书就毫无价值。如果所有医疗服务都是本地的,并且某一城市或州的特定医疗体系决定了可能发生的变化,那么纽约州韦斯特切斯特、伊利诺伊州芝加哥、威斯康星州麦迪逊或加利福尼亚州奥兰治的发展情况,对于希望在密歇根州大急流城或亚拉巴马州伯明翰等地进行医疗转型的医生和管理层没有任何借鉴意义。根据戈德史密斯和伯恩斯的说法,不同的社区需要不同的转型策略。伯明翰的 Southview 医疗集团聘用了 29 名医生,但并不具备在芝加哥地区提供高质量医疗服务的金融市场、医生、医院和其他安排。同样,麦迪逊也比不上亚特兰大。CareMore 在加利福尼亚州南部的医保患者身上积累的经验,并不能帮助改善艾奥瓦州德梅因的医疗救助患者的医疗服务。他们有一套完全不同的医院、医生、医疗设备供给商和居家照护机构。同样,VillageMD 在休斯敦的发展经验对改变布卢明顿的家庭医生

第八章 医疗转型可以复制吗？

提供的服务也并无较大作用。

然而，像戈德史密斯和伯恩斯这样的专家认为，服务系统创新是不可移植的，但他们的论断存在严重的错误。戈德史密斯和伯恩斯声称，像凯撒医疗或迪恩诊所这样系统的组织结构不能被移植。需要移植的不是整个组织结构，而是第四章到第六章中描绘的 12 项转型实践。一个医生团队不必效仿 VillageMD 所做的工作，肿瘤学组不必复制主干线肿瘤医院，跨专科诊所不必成为韦斯特医疗，而医疗保健组织并非必须成为凯撒才能提供高质量、低成本的服务。它只需要在多层次的方法中采用一个成功的系统转型实践。尽管实施 12 项转型做法可能并不容易——有些做法效果很差甚至失败——并且需要重大的领导力、数据和财力，来应对一场生死存亡的危机，然而它要比尝试重新构建医疗组织和机构更容易。

虽然医疗服务具有本地性，医疗组织的结构会因历史、州法律、当地医院市场以及金融市场受到限制，但转型实践是可以推广的。从这个意义上讲，医疗服务可以在任何规模的不同组织结构中——规模较小的家庭医生诊室、跨专科或专科医生诊所以及较大的医疗保健组织中进行转型，结构和程序不必紧密耦合。最终，采用这 12 项转型的至少一个子集将保证医疗团体和医疗保健组织向患者持续提供更高质量和更具成本效益的医疗服务。因此，问题并不在于所有的医疗服务是否真正是本地的，而是医生诊室、跨专科诊所和医疗保健组织是否可以采用一组核心转型实践持续提供高质量的医疗服务。

最终，答案是肯定的。无论所在地区及其州法律或当地历史

未来的处方

是怎样的,任何致力于提供更高质量服务的组织都可以采用这12种做法。尽管在实施这些实践之前必须考虑基本的管理和成本要素(参见第二章和第三章),但在美国甚至美国之外的任何医疗服务市场,转型都是可能的。在美国几乎任何地方都可以应用这12种做法,并通过这些做法,真正实现转型。

转型实践中可移植的案例

戈德史密斯和伯恩斯援引凯撒医疗集团作为扩张失败的典型案例,并以此说明转型为高质量医疗的不可能性。不过,凯撒也可以很容易地被用来作为反例——转型医疗保健组织的可能性。

凯撒大西洋中部集团距离西海岸最早的凯撒集团约2 800英里。华盛顿特区—马里兰州—弗吉尼亚州是一个与众不同的地方,没有人会错误地将纳帕或威拉米特峡谷的产品奉为弗吉尼亚州的葡萄酒。华盛顿地区的就业严重依赖联邦政府,加州和俄勒冈州并非如此。凯撒在21世纪初的失败,似乎证实了所有医疗都是本地的说法。但是,正如戈德史密斯和伯恩斯认为的那样,这种失败本质上是由于地域效应——大西洋中部地区的不同文化、结构和金融历史的影响吗?还是由于存在问题的管理层未能有效实施提供高质量医疗的凯撒的最佳方案?

新的"土壤和藤蔓"不能被移植,例如,加州北部和俄勒冈的跨专科诊所、包干制管理和工会雇主的医疗文化。2009年,华盛顿州、华盛顿特区、弗吉尼亚州和马里兰州试图复制凯撒。然而，自2009年以来，凯撒对自身进行了成功的改造，以提供高质量的医疗服务。怎样改造的呢？通过引入更好的管理和加强关键转型实践。在过去的8年里，凯撒不仅已经成为它所在地区最好的医疗保健组织，而且是所有国家中最优秀的医疗保健组织，包括服务质量、就诊可及性、患者体验和成本。国家质量保证委员会（NQQA）授予凯撒国家私人医疗保险计划的顶级排名，5.0分。在国家质量保证委员会中，1 000个私人医疗保险计划中只有13个获得了5.0分。在许多具体实践中，凯撒也是地区和国家中的领跑者。血压控制在地区内排名第一，在全美排名前四位。凯撒在血压控制方面的成就不仅覆盖白人患者，而是包括所有种族的患者。高质量的服务也带来了显著的成本降低。自2009年以来，凯撒将每千名会员的急诊室使用量减少了20%，每千名患者的住院天数减少了24%。质量和成本的改善带来了会员人数的上涨。在2008年和2009年，大约有47万人加入了凯撒。到2016年，会员数增加了近40%，达到65万。

凯撒是如何实现自我转型的呢？有5个主要步骤。第一，它大大改善了时间安排。在聘请更多家庭医生和建立由新的临床诊断设备提供全方位服务的紧急医疗中心后，凯撒能够提供朝九晚五的全天候操作系统，减少了患者等待就诊的时间，医生能够将更多时间用于重病患者。目前，凯撒的患者预约皮肤病科医生平均需要6天，而与之相比，外界系统的平均等待时间为15天。

第二，凯撒通过创建一个系统来改变他们的服务管理，在这个系统中，每个医护人员有义务弥补医疗缺口。在凯撒任何地区的每一次诊疗中，电子病历系统都会自动指出每个患者的医疗需求。如果眼科诊所的患者需要一张乳房 X 光照片，系统将提醒眼科医生诊室的医生并委托其安排。

第三，凯撒致力于改善高风险、高成本患者的医疗管理。它创建了一些管理程序，如疾病登记和"按需"搜索患者的全部数据以确定高风险患者。委托主要医疗团队接触这些患者并将其带入他们的系统。这种医疗管理不是外包的，"由家庭医生的团队拥有，而不是第三方"。

第四，凯撒实施了严格的绩效考核。根据医疗质量标准来评估医生，结果会以通俗易懂的方式发布。根据质量指标比较不同医生的治疗效果，如糖尿病患者的百分比血红蛋白 A1c 超过 9.0%。这确保了透明度，也让普通医生发现成功的临床医生是如何做的，以便效仿他们的做法。

最后，凯撒制定了一项战略，与医院其他机构签订合同，以改善治疗效果并降低成本，特别是医院的成本。它建立了 5 个大枢纽——全方位服务门诊和具备影像的应急设施化验室、内科和外科服务，不必将患者送往急诊室，还与医院签订了合同，将住院患者集中在超过 32 家医院的 10 个高效部门中。

凯撒从 2009 年的几乎关闭转变为目前在质量、成本和患者满意度上表现最佳的医疗保健组织之一，使人开始怀疑地域特征影响的有效性。这表明，转型中的变革性做法的失败被夸大了。我们需要关注的不是转型组织及其结构，而是转型的变革过程和做法。

第八章 医疗转型可以复制吗？

凯撒并不是成功移植变革实践的唯一例子。例如，CareMore 正试图进入孟菲斯和得梅因医疗救助市场，目前正与亚特兰大的埃默里合作，开拓所有南加州以外的市场，扩张进程中并没有过多挑战，主打高度个性化、低成本、高介入医疗。CareMore 的两大主要做法是慢病医疗管理员的介入和帮助患者在短时间内出院，以降低医院或家庭的成本。这一扩展性的医疗管理程序将患者在短期内从医院转移到家里，并提供了基本的居家照护服务。要做到这一点，需要与居家康复护理机构和可信赖的医疗设备公司进行细致的协调，以确保患者到家时，家中配备了氧气、医疗床、便携式医疗设备和其他设备。正如 CareMore 的 CEO 萨钦·贾殷所言："家庭医生正在出现并做他们需要做的事情。"关注无数小细节对于新机构的成功至关重要，这一点不容小觑。但是，如何更加接近成功，并非旨在复制南加州的组织结构，而是实施其经过验证的医疗服务流程。

在孟菲斯，CareMore 面临两项关键挑战：将更多的慢病医疗管理资源集中在慢病患者身上，改变时间安排和服务场所，以确保医疗救助对象不必像往常一样前往急诊室进行治疗。萨钦·贾殷解释：

> 我们已经延长了工作时长，现在我们的诊所开放时间是上午7点至下午7点，这是一个长时间的家庭医生系统。我们还实施了 ER 回避计划，试图让他们在去急诊室之前先联系 CareMore。
>
> 例如，有些患者患糖尿病长达7年，并不真正了解这一

疾病，他们被医生告知服药，而他们并不了解药物的作用。因此，我们花时间让他们了解他们的病症并制订一个以患者为中心的医疗计划。

现在还不太清楚 CareMore 是否会成功地改造孟菲斯和得梅因的医疗体系。无论如何，值得注意的是，CareMore 并非试图复制其组织结构，而是通过复制其最成功的做法——延长工作时间、慢病医疗管理以及将服务场所从医院转移到患者家中。

其他机构也试图对它们的管理进行转型。陈氏医疗已经开始成功地在弗吉尼亚州里士满和肯塔基州路易斯维尔以及其他地方进行转型。韦斯特医疗正试图在纽约布鲁克林区的医疗救助对象中复制其模式。VillageMD 已扩展到印第安纳波利斯、新罕布什尔和芝加哥的其他市场，目前正处在规划阶段。

一个分层的转型过程

任何一个医生诊所、跨专科诊所，甚至更大的医疗保健组织都不能一次实施所有 12 项转型实践。没有哪个组织可以覆盖如此宽泛，并且可以承受这么大的震荡。任何单一的组织，无论它们已经从事服务模式改造工作多长时间，都不能完全实现 12 项转型实践。例如，CareMore 几十年来一直致力于变革，但开放式的就诊安排并不常见。韦斯特医疗对共享决策的使用仍有限。凯撒开始推出自己的 CareMore 扩展式版本作为其最大的患者医疗管理模式。Aledade 优先关注的是就诊安排、绩效评估和长期医疗管理，但不重视服务和姑息治疗。

着手进行变革的医生诊所、跨专科诊所和医疗保健组织必须优先考虑应该采取哪些步骤，哪些步骤可以推迟到实施的第二和第三层。优先化决策应受实践或特定患者群体特征、与支付者签订合同的性质、服务质量与总体医疗费用及其他技术问题的影响。然而，我们仍可找到一些关于如何分层转型的一般指导办法。

在这 12 项实践中，4 个最高优先级的转型实践是患者登记、绩效度量、慢病协调治疗模式和服务场所（参阅表 8.1）。任何医生诊室或医疗团队都可以延长办公时间并实施开放式就医模式。这些做法相对容易，并且在技术方面已经提供了相当好的指导。更重要的是，这些做法大大提高了患者的满意度和医疗的可及性。他们将通过减少隐形的方式来提高办公效率，并避免患者支付较贵的服务，例如到急诊室就诊。事实上，向患者证明医疗团队致力于以患者为中心比任何改变都更重要。

表 8.1　转型的分层

第一阶段	第二阶段	第三阶段
患者预约	患者登记和安排医生检查诊断	共享决策
绩效评估	标准化	姑息治疗
慢病协同管理	去机构化	社区卫生工作者
服务点	行为健康	生活方式干预

绩效度量同样应引起重视。如果医生及其团队不知道他们的实际表现与客观标准差距，将很难提高医疗服务的质量。根据医

未来的处方

疗保险和与私人保险公司的多数合同，将对高质量的服务进行奖励，因此向医生及其团队提供有关其表现的反馈意见能够减少不必要的工作，是确保弥补医疗缺口以及改善财务状况的关键。

如果有一个必须要转型，那就是慢病协调治疗模式。由于美国84%的医疗保健支出用于慢病，因此，在家庭医生团队内部，甚至专科医生诊所（如肿瘤专科医生和心脏病专科医生诊室）专门设立了慢病管理员，可确保患者了解他们所患的疾病，遵守药物和其他干预措施的规定，并致电诊所而不必亲自到急诊室。因此，慢病管理员是提高质量和降低成本的最佳方法之一。慢病管理员也可以非常有效地确保医疗的顺利过渡，在他们的帮助下，从医院或专门的康复护理机构出院的患者在48小时内或最多一周内由医生或家庭医生进行复查，降低重复住院的概率。

这本书的发现在于：没有一个团体需要重新发明一种新的办法。多个医生诊室、跨专科诊所和医疗保健组织已经成功地证明了这一论断。在许多不同的地区，在相同的基本模式下，有效的慢病协调治疗模式遵循相同的5个步骤。

第一级转型是经常被忽视的服务场所。一些责任制医疗组织，如Aledade，发现家庭医生是可取的——减少了5%的急诊室使用、住院治疗和重复住院，并且由于转诊和现场检查降低了服务成本。医生和医疗保健组织的价格差别很大，一些医生的个人倾向也会导致不必要的检查和治疗。据其一位高管透露，当马萨诸塞州的蓝十字蓝盾公司运行其新型质量合同计划时，

> 即使设置较低的成本，仍能够通过改变服务场所节省一

半的费用。医疗的数量没有变化,但通过提供不同的医疗项目改变了成本。

在起步阶段,医疗保健组织的转型集中在那些不存在利益关系的医疗项目上,比如化验室和影像检查以及结肠镜检查,只要它是一个方便的地点,患者并不在意他们到哪里就医。

后来将原有的替换为价格较低的医院和专科医生。

第二级转型应侧重于患者登记和安排医生检查诊断、医疗标准化、去机构化和行为健康。这项建议是有条件的。患者登记和安排医生检查诊断是另一个很大程度上被忽略的转型程序,但是如果做得好,可以既有价值又高效,可以提供一种结构化的机制实现劳动密集型流程的自动化,并在诊所就诊期间使用其他"浪费的"时间,以填补医疗缺口。可以通过部署在陈氏医疗和Certify的系统进行自动化注册,从而减少欺诈和重复登记,并将前台人员重新部署到更有价值的工作。同样,住院安排的责任应委托给一位医疗助理,授权他们提供关于医疗缺口和所有权的信息,以安排医生检查诊断、免疫接种和治疗。这对医生和机构来说可能是一种双赢——提高了医疗质量,减少了医生的不满,并且提高了患者的满意度。由于通常需要支付一定的费用来弥补医疗缺口,所以更高质和高效的服务可以同时提高医院的收入。

第二层实践也包括医疗标准化的效果,可以在患者治疗过程中采用一些有益的指导方针、途径和协议。为什么标准化在第二级实践中表现得很复杂?因为需要将这些路径和协议整合到电子病历中，以便它们显示为常规的要求。然而，一旦完成，标准化可以帮助提高医生和工作人员的效率，减少不合理的医疗缺口以及不必要的检查和治疗，还能提供更多的业绩衡量指标。

去机构化，即将患者移出医院、康复机构，并在家中进行治疗，一般也处在第二层转型中。通过慢病协同管理和降低重复住院率，可以间接地实现大规模的去机构化。更直接的去机构化取决于与可靠和高质量的居家康复护理机构、能够长期合作的医疗保健组织以及优秀的姑息治疗和临终关怀机构之间良好的协议。如果不能完全实现去机构化，至少可以通过将患者从昂贵的医院快速转移到成本较低的专门康复护理机构来降低机构护理的成本。由于转型后的医疗团体和医疗保健组织通常有自己的医护人员，他们能够确保对于专门护理机构的患者提供更高质量的护理。责任制医疗组织的例子初步证明了去机构化的经济效益，医生主导的责任制医疗组织在节约成本方面的表现比医院主导的责任制医疗组织更好。

行为和心理健康是转型面临的更大挑战之一。对慢病进行医疗协调后，改善抑郁症、焦虑症和药物依赖障碍患者的行为和精神健康是提高质量和节省成本的重大机会。最近几年来一直处于转型过程中的医生诊室和医疗保健组织已开始尝试解决行为健康问题的不同方法，目前正处于找出最佳模式的早期阶段。最有效做法的具体细节尚不清楚，但可能是在家庭医生中部署的协作治疗模式。这是否与医生诊室联合健康专家的主张类似，还是像Quartet实施的虚拟医疗还有待确定。不管怎样，未来十年将看到实施行为健康干预措施的优势和挑战，特别是在抑郁症、焦虑症和药物依赖等方面,并将为转型机构提供更多可供选择的模式。

第三级转型涉及一些惯例,一般而言,这些惯例已被较少的转型机构采纳,并且仍需要改进。尽管大多数患者群体需要进行生活方式干预,但回报期较长。然而,如果一个诊所或医疗组织中有很高比例的体弱老人,对他们来说,跌倒和随后的髋关节置换需求应是重点关注的问题,那么专注于提高患者平衡和力量的干预将会给予快速的回报。尽管一些较大的医疗保健组织可能效仿 CareMore 的领先优势并进行投资,但较小的医生诊室仅能够与当地的基督教青年会和健身房等组织合作,向患者提供免费的太极拳、瑜伽和其他运动课程。然而,生活方式干预对于转型过程中的许多诊所和机构而言并不是优先考虑的事项。

这一阶段的转型实践包括共享决策。我们能够很容易地从几家公司获得决策辅助,涵盖数百项干预措施。然而,有决策辅助是必要的,但还不够。医护人员必须能够与患者一起使用决策辅助。辅助应始终与诊疗工作流程相结合,以确保医生和团队中的其他成员能够就资料进行讨论。尤其面对那些髋关节和膝关节置换率较高的老年患者时,医生将更优先考虑共享决策。随着患者对医疗决策满意度以及成本的考量,这一重要的步骤将进一步转化为优先考虑事项。

这些是关于如何分层转型实践的一般指导原则。他们需要对不同类型的转型做法进行修正。对于捆绑在一起的整形外科或心胸外科医生来说,去机构化和将患者从专门的康复护理机构和康复机构转移到居家照护将是一个更高级别的优先事项,因为这是节省成本的关键。同样,对于肿瘤科医生和其他临床医生来说,患有晚期绝症的患者，临终关怀可能是最紧迫的问题。对于这些专家来说，高质量姑息治疗是当务之急。面对较高比例的低收入、高社会压力患者，引入高效的社区工作者将成为第一层面的实践做法。

医疗保健组织必须独立制定转型办法。更换住院指导方针，或在实践中联合慢病管理员，这些是无法外包的流程。事实上，是否能取得成功取决于医疗保健组织是否"拥有"这种员工，其他事项则可以外包。例如，有些公司可以合作并提供有效的登记、姑息治疗，甚至行为和心理健康治疗。与这些公司签约将会更加完善一些做法并加速转型。

转型的时机

需要多长时间才能改变医生诊室、跨专科诊所或医疗保健组织的做法？很多悲观者在组织开始转型之后一两年之内，就判定是否失败。例如，几年之内责任制医疗组织仅节省了几亿美元，因而受到了广泛的批判。悲观者同样指出俄勒冈试验的失败，低收入者获得了医疗救助，但 2 年后血压、胆固醇或糖尿病没有明显改善。仅有这些短期结果，悲观者就宣称转型中的实验是失败的！

转型不是一夜之间发生的，这需要时间。当马萨诸塞州蓝十字蓝盾公司开始实施新型质量合同计划时，它们的计划是 5 年的时间，比通常的 3 年合同更长。正如专家所言，医疗组织需要更长的时间来投资基础设施，学会转型的做法，并对这些变化做出多方面的改进。数据证实了他们的说法，第一年的情况发生了改善，但直到第四年，整个新型质量合同计划的总成本才得以下降。

同样，来自医疗保险公司关于责任制医疗组织的数据表明，随着时间的推移，那些坚持该计划的人正在改善他们的做法。通过学习什么更有效来完善他们的实践。但这需要时间。正如Aledade公司的首席执行官莫斯塔沙瑞在一篇文章中所写的，越来越多的责任制医疗组织每年的结余低于其最低结余，成功率随着责任制医疗组织项目数的增加而上涨：从第一年责任制医疗组织的21%增加到第四年的42%。

凯撒医疗的转型花了大约6年的时间。2006年，该计划在全美排名第133位；到2012年，已上升至第15位，到2016年，在和全美其他12个健康计划角逐中排名第一。迪恩诊所却表现不佳，以至于它们在2005年和2006年都处于"形势严峻的平台"，自此开始转变它们的做法。在6年的时间里，迪恩诊所成为该地区排名第一的医疗保健组织。同样，斯潘迪奥对主干线肿瘤医院的转型也需要时间。他首先建立了自己的电子病历系统，开始运用标准化医疗方法并对其表现进行测评，最后创建了一个电子驱动的呼叫中心来处理化疗副作用和其他问题。4年后，急诊室使用率下降了50%；7年后，下降了近70%。

其他机构，比如Iora医疗集团和VillageMD，已经开始"保鲜"，开始建立它们自己的家庭医生诊所并雇用医生。在这些情况下，没有危机推动变革，相反，这些团体试图重新创造一个新型的服务供给系统。

未来的处方

根据其他业务领域的转型时间表，医疗行业转型需要 5～7 年。约翰·科特是一位世界领先的商业理论家，他认为变革实际上需要很长时间。正如科特在他著名的文章《领先的变革：为什么转型实践失败了》中所言：

> 转型并非仅是几个月的努力，而是几年。经过几年的艰苦努力，管理人员希望通过首次明确的改进来宣布胜利。庆祝胜利当然是好的，但宣布战争胜利可能是灾难性的。

当科特的团队比较转型中每年发生的变化量时，发现最大的变化发生在第五年的转型过程中。总的来说，科特认为，为了在组织内部真正实现转型，必须付出 5～10 年的时间成本。在严格实施这些转型之前，"新的方法并非坚不可摧，并且容易倒退"。

充分认识这个时间框架非常重要。第一，能够通过一些成功的改进，避免失败的转型和过早的获胜庆祝活动。几年之内认为责任制医疗组织失败的评价似乎为时过早，俄勒冈州的医疗救助实验对患者健康结果影响的负面评估也是如此。第二，转型需要至少 5 年的时间，这提醒我们，需要在短短几年内用保守的眼光看待期望的结果；例如，患者不太可能在一年内改变他们的医疗选择行为。第三，了解这个时间框架可以帮助最大限度地减少失败的机会，转型的目标变得更加实际，例如，在 1～3 年内，将急诊室的使用量减少 5% 或重复住院率减少 10% 这些现实的目标。这些目标的实现让人们朝着转型的方向前进，避免了因目标过高而放弃。通过这种方式，切合实际的目标能够推动持续 5 年的努力，这是深度转型必需的。第四，了解这个时间表也有助于建立

第八章 医疗转型可以复制吗？

适当的合同。这些合同可以包括中期绩效目标，但是为期5年的转型合同比3年合同更现实。马萨诸塞州蓝十字蓝盾合同长度的变化是一个很好的例子，证明了医疗保险需要从3年期合同改为5年期合同，实行打包支付和其他替代支付模式。

医疗保健组织的转型并非一次性的，而是一个持续的过程。促进医生诊室、跨专科诊所和医疗保健组织的转型是一项费时费力的工作。在这过程中充满了质疑的观点。本书认为，转型并不能通过一个国家甚至一个组织模式完成。相反，转型是在不同的医疗保健组织中实行的具有可行性和可推广性的变革。在全美各地不同的社区中，我们发现了相同的基本做法，即患者登记和安排医生检查诊断、绩效考核、慢病协调治疗模式和服务场所。

任何组织都不具备足够的管理能力同时完成全部12项转型，最好通过一个精心设计的三层程序分阶段进行。这种分阶段的形式需要长达10年才能充分融入组织。医疗保健组织的转型应充分认清这一现实，以便在医疗工作者和评论家之间正确设定目标以及谈判合同。

转型是艰难的并需要时间，以下是我们预测的时间线。到2020年左右，大多数医疗保健组织可以使用开放式就诊安排、绩效评估和慢病协调治疗模式。这些实践已经被开发，并且已经在许多不同的医生诊室、跨专科诊所和医疗保健组织的实际工作中运行。可能需要更长的时间，也许直到2025年左右，许多机构会制定其他关键的转型方案，例如行为健康干预，这些工作仍处于实验阶段且需要改进。转型的过程可以从现在开始，并将在未来的10~15年内不断演变。

到2030年，美国的医疗体系应该比现在发展的更好。

第九章　如何挑选医生

经常有人问我，泽克，我需要一名医生？该怎么找？

一位熟人想请我帮忙推荐一名家庭医生。一个家族内朋友的亲戚刚刚被诊断出癌症，想找"最好的医生"。甚至我那已经搬到新城市居住的女儿也想请我帮她找一个妇产科医生。我该怎么办？说实话，我自己对此也心中无数。我把他们推荐给曾经与我一同接受医学训练的医生、前同事或者像最近我帮女儿那样打电话请她所在城市的一位我信任的医生来推荐。

对没有医生朋友可以致电询问的人们来说，他们的信息往往来自杂志上的"顶级医生"榜单。然而，杂志采用的方法也未必那么严谨。多数杂志的排名都是基于其他医生的口碑或从一份并非基于任何客观绩效评估的榜单那里拷贝过来的。比如，《华盛顿人》调查了当地医生并请他们列出 40 个专科中自己会让家属成员去看病的医生名单。一般会有 1 000 多名医生回复调查。投票最高的医生被称为顶级医生。《费城杂志》依靠 Castle Connolly Medical 征求提名，然后让一个医生领导的研究团队从中挑选。但是，这不意味着这些团队采用了任何标准化的绩效数据。

要向未来医生询问的问题

有没有更好的办法呢？我相信是有的。前文的 12 项转型实践提供了确定潜在的医生诊室是否已转为以患者为中心并提供一致的高品质、低成本医疗服务的分析框架（表 9.1）。

表 9.1 转型实践如何帮助患者选择医生

完全必要	一般重要	不太重要
患者预约 必须实施开放式预约管理。	标准化 对于所有患者来说，应开发和使用标准化方法或方案来治疗常见病症。	患者登记和安排医生检查诊断 未来应通过支持 RFID 的技术进行认证或电子注册。
绩效评估 必须进行标准化的绩效评估，与地方和国家基准（如 NCQA）对比。	慢病管理 应引入医疗管理员或协调员。	共享决策 对于具有特定需求的患者，如髋关节置换术或慢性胸痛，请使用决策辅助为患者普及医疗知识。
	去机构化 对于经常需要住院的慢病患者，如充血性心力衰竭、肺气肿或哮喘，应在家中安排治疗。	服务点 应与高绩效的医生和高质量的医院签订合同并将患者转诊给它们。

未来的处方

续表

完全必要	一般重要	不太重要
	行为和精神健康 患有抑郁症或焦虑症的患者应该通过联合行为健康医生或类似Quartet 的机构来协调行为健康转诊，从而进行一些协同医疗安排。对于其他患者，诊所应定期筛查抑郁症和焦虑症，并及时联系行为健康医生。	**生活方式干预** 面临跌倒风险的患者应该能够获得平衡和力量训练。
	居家和姑息治疗 对于预期寿命有限（大约一年）的患者，例如患有晚期癌症或晚期充血性心力衰竭的患者，不仅是临终关怀，还应该在预期寿命结束前几个月提供居家的姑息治疗服务。	
	社区卫生工作者 对于缺少社会支持的患者，应配备社区医疗保健工作者，提供社会服务和促进社会参与。	

在找医生时，绝对必要的聚焦和询问的问题有两点（表9.2）。首先是开放登录预约。你希望有一间（无论家庭医生还是专科医生）诊所可以在你生病或服药出现并发症时当天去看病。你不想等好几天甚至数周才能预约到下一次看病。开放登录预约也许是一个医生诊所或团体表明自己认真对待患者的时间与不便的最佳方式。开放登录预约意味着这家诊所是围绕患者的便利而不是围绕医生偏好组织的。如果诊所或团体没有开放登录预约，我会怀疑你是否希望他们提供服务。

第二个绝对必要的做法是绩效度量。作为一名患者，你希望得到优质的体验，寻找一家承诺会致力于提高医疗质量的诊所。判别一家诊所可以提升或正在提升质量的唯一办法就是度量它在质量上做得怎样并将自身的绩效与全美的基线做比较。怎样判断一家诊所或医疗集团是否系统地度量了绩效呢？一种可靠的办法是确定这家诊所是否被美国质量保证委员会认定为所谓的"以患者为中心的医疗之家"（PCMH，简称"患者之家"）——这实质上是圈内的黑话。

表9.2 患者选择医生的两个必要问题

初始问题	潜在的后续问题
是否具备开放式预约？	如果是，那么问：每天预留的预约名额比例是多少？
是否为美国质量保证委员会认定的"患者之家"？	如果不是，那么问：是否参与过类似于全美质量保证委员会评估的系统性绩效评估和改进活动？

质量保证委员会是一家致力于绩效评估的私人非营利性组织，其认定以患者为中心的医疗之家的流程始于十多年前，并在不断演化。2017年，质量保证委员会发布了一份修订版的标准与流程，其中特别强调了以患者为中心和治疗效果的重要性。对患者而言，重要的是质量保证委员会的流程重视"绩效数据与分析、目标设定以及为改进实践绩效采取的行动，并分享实践的绩效数据与分析结果"。尤其是，这种评估聚焦于35项质量绩效指标的报告，包括对儿童的疫苗注射和上呼吸道感染的妥善治疗，对成人的预防性保健（比如乳房X光拍摄）、宫颈刮片、肠镜检查、正确使用下背部疼痛的摄像、控制高血压以及让心力衰竭患者正

确服药。对以患者为中心的医疗之家的认定还强调了当天的常规与紧急预约（预约转型）以及更加一体化的行为与精神医疗，包括用标准化问卷筛查抑郁症和焦虑症，还有是否有人负责协调患者的行为健康需要（行为健康转型）。

从患者角度而言，我认为质量保证委员会对医生诊所真实评估的细节不如这些诊所是否已经发起了质量保证委员会认定申请来得重要，后者明确地发出了自己不仅会致力于绩效度量而且会改进绩效的信号。

实行开放登录预约并通过质量保证委员会对以患者为中心的医疗之家的认定，参加绩效评估的医生诊所承诺会提供高质量、以患者为中心的医疗服务，这是病的不重而且没有重大慢病的大多数美国人挑选一名家庭医生的基准门槛。

甚至对这些相对健康的美国人，对此也表现出极高的需求——尽管并非绝对必要——他们会选择已经开始实施标准化医疗的诊所。一个儿科诊所应该已经采用了标准医疗的办法来评估和治疗上呼吸道感染、耳部感染和哮喘。类似地，内科医学诊所应该采用标准化医疗流程来管理高血压、高胆固醇、偏头痛和下背部疼痛。询问这家诊所是否已经采纳标准化的办法治疗常见病——如果回答"是"，继续问是哪些类型的疾病——简单而且毫无冒犯。患者不可能打听协议的细节。重要的是医生已经花时间讨论自己应如何从职业协会或其他组织或关于最佳实践经验的共识中采用现有的工作指南，提供医疗服务并将其视为常规来落实。同样，这也传递了承诺提供一致的优质医疗服务的信号，不允许出现类似沃尔夫女士的孩子们在华盛顿一家最好的儿科诊所遇到的那种不合理差异。

第九章 如何挑选医生

对像罗德里格斯夫人这样有慢病的患者（或帮有慢病的亲戚找医生的人们），根本的问题是这家诊所是否已经设置了类似于唐纳医疗诊所或 Iora 医疗中那样的慢病管理协调员。对有严重慢病的患者，拥有一名与家庭医生或专科医生合作的医疗协调员绝对有必要。事实上，如果我的父亲或母亲患有严重慢病的话，我会坚持要他们去找配有医疗协调员的医生看病。这是确保二老获得持续的诊疗并在帮助下能够坚持治疗因而最后不会进急诊室或住院的最好方式。

要找到一家致力于对行为和精神健康问题提供有效医疗的诊所比较困难。理想的情况是，所有家庭医生与专科诊所都会经常筛查患者是否有抑郁症、焦虑症和药物依赖，并有某种形式的协作安排。要么是像耐果石医生的中央医疗诊所那样联合行为健康医生办公，要么是有像 Quarter 那样的计划协同和推进从家庭医生向行为健康医生的转诊。但是，这并非今天的实际情况。因此，患者（或其亲戚）会更挑剔。对已经患有抑郁或焦虑症的患者，询问诊所是否有协作医疗是绝对必要的。反之，对尚无任何行为健康问题的患者，打听诊所的行为健康安排有意义但并非必须。

对患有癌症、充血性心力衰竭或肝硬化这类危及生命疾病的患者或者年老体弱者，重要的是要像威尔逊夫人在 Aspire 那样接受治疗。作为一名患者，或家人患有危及生命的疾病，你希望医护人员在患者临终数日或数周前到家中看病。重要的是——的确必要——要有上门的执业护士帮忙应对令人痛苦的症状，比如疼痛、失眠、腹泻、便秘或呼吸急促，并协调所有医护人员让患者无须反复去医生诊所或医院。因此，重要的是询问这家诊所是否与提供姑息治疗的机构合作（Aspire 模式），还是只能在临终前提供关怀。

类似地，对需要更多社会支持并需要帮助联系医疗保健组织的低收入患者，一个有效的社区卫生工作者计划对确保其获得高质量的医疗服务肯定是重要的，而且可能是必要的。像卢卡斯·唐斯这样的患者需要像谢丽尔那样有同理心的社区卫生工作者帮忙找到住处、挑选有同情心的家庭医生并启动重新融入社会（去商场、打保龄球或看电影、找到一个轮椅篮球联盟去打球）。这可以让他们专心改善自己的生活并减少对急诊室的使用或重复住院以及其他不必要的治疗。

最后，对体弱的老年人和有严重跌倒风险的患者，仅有少数诊所提供了像 Nifty after Fifty 那样丰富的锻炼安排。打听医生诊所是否有任何锻炼或生活方式干预措施，对于提升患者的平衡与力量，减少跌倒风险是值得的。这一点固然重要，但不足以成为挑选一家诊所的必要条件。

我该配个礼宾医生吗？

我不建议人们配礼宾医生。礼宾医疗有很多引人之处，主要是方便和节约时间。只要付一定费用，礼宾服务就可以确保患者通过电话和短信立即联系到自己的医生。他们还可以预约当天看病，且不必匆忙地赶往医院，这跟很多患者在普通诊所内体验的不同。尤其是对已经习惯于不排队并获得私人服务的富裕的美国人而言，这些体验颇为吸引人。

第九章 如何挑选医生

从系统的角度来看，礼宾医疗并不（也不可能）具备转型能力。礼宾医疗的市场份额太小了，不足以成为催化高价值医疗供给体系的重要力量。一些专家估计，美国只有 5 000 名礼宾医生。最近 WebMD 对 19 000 名医生所做的一项调查报告显示，只有 3%的医生宣称自己是礼宾医生。如果这些医生照顾少数患者，留给每位患者更多时间，那目前最多有 500 万美国人接受过礼宾医疗。这显然是一个利基市场，只服务了 1% 的人。它几乎不会成为变革美国医疗体系的力量。

但是，即使从患者角度看，礼宾医疗固然有便利的优势，但它提供的医疗并非最优。每个医生诊所都应该提供开放登录预约以便患者可以在致电的当天就医。前文指出过，这不应该局限于额外收费的诊所。但是，随时打电话或发短信，当天找到医生又如何呢？某些人认为这种便利听起来不错，实际上既没有令人满意也无必要。如果患者真的打个电话就可以立马看医生，如同是医生的配偶，其效率将会低得可怕。韦斯特医疗的施瓦茨说：

> 同步沟通代价极高而且没有效率。因此，如果每个患者都有医生的电话号码，这名医生能给任何患者看病和处理其他工作的机会有多大？我们会尽一切可能避免患者打电话并直接联系医生。

患者有权期待立即看病，但在转型的诊所里这并不是同步的。医生之外的人会与患者互动，通过精心设计的常见病标准化指南解决他们的担忧，并在情况更紧急的时候对电话排出优先顺序。这是斯潘迪奥的主干线肿瘤医院与患者沟通的做法。事实

未来的处方

上,多数转型诊所都是这么做的。对许多医疗团队而言,这类沟通向来都非常成功,这一点也许没什么好奇怪的。正如斯潘迪奥医生解释的:

> 我们进行有效的非同步沟通,这使得患者感觉有人关心而且开心。因此,如果我们拿今天的美国来举例,越来越多地……他们会在你不在身边时通过发短信等方式保持沟通。你不会拨打他们的电话并让他们立即过来看病。

尽管立即看病会让人感觉不错,礼宾医生通常无法提供诸多其他的转型医疗。他们不必做绩效度量并根据国家基准系统地评估和改进自己的实践。礼宾医生通常是由患者根据口碑(而不是有据可查的突出绩效)挑选的。而且他们的财务激励是与私下接触挂钩的。悉心的私人医疗固然令人喜欢和满意,但它不应该与优质医疗混为一谈。尽管以患者为中心是优质医疗的一个特征,其他方面(譬如在客观质量指标上超越国家基准)并不是礼宾医疗模式的题中之意。当我给几个高端礼宾诊所或管理礼宾医生的团体发电子邮件或致电询问他们是否被质量保证委员会认定为"患者之家"时,答案是没有。其他按每月固定收费方式提供服务,稍低端的礼宾诊所(所谓便捷家庭医生诊所)情况好一点。比如,据 Direct Primary Care Coalition 报告,其名下 59 家医生诊所中有 3 家被质量保证委员会认定为"患者之家"。此外,预付或月付的财务激励与绩效度量、报告和改进是不相容的。

礼宾医生往往出现在小诊所中。这意味着它们通常缺少转型的资源。它们不必给慢病患者配备与行为健康医生联合办公的医疗管理员。此外，它们通常不会推行医疗的标准化；事实上，礼宾医疗的基本理念是反标准化。它奉行的准则是个性化和单独治疗每名患者。但是，这种量体裁衣的做法往往与遵循有关优质医疗的标准，以提供更稳定和高质量医疗服务的目标不匹配。礼宾诊所还倾向于提供零散的姑息医疗，比如与像 Aspire 这样的公司或其他组织合作。

我的建议是患者按照此处描述的问题来选择自己的医生（表9.1 和表 9.2）。很多非礼宾诊所可以通过开放登录预约和非同步沟通，提供礼宾医疗提供的及时就医服务。这些诊所将更受欢迎，因为它们还可以实施 12 项转型实践，这些医疗组织真正致力于基于客观数据与绩效度量来提供优质医疗。这要比礼宾医疗强得多。

前文各章已经交代清楚，诊所优先实施转型实践的顺序不会与患者个人的优先顺序相同。这种差别的原因在于患者寻找的是可以解决自己特定需要的医生。多数美国人都比较健康，至多有一些小毛小病。因此，他们需要的是有灵活预约而且善于做预防医疗和管理诸如胆固醇偏高之类常见病的医生。对这些患者，挑选医生的关键是开放登录预约以及医生的绩效改进。反之，医生则在试图转型自己的实践，并聚焦于改进向数千名患者（尤其是需要最多关注和服务的高风险、高成本的慢病患者）提供的医疗服务。对医生而言，最重要的是慢病医疗协同、开放登录预约、绩效度量和改进以及服务场所。尽管服务场所通常不是患者应该担心的问题，但它是试图实现高价值医疗的医生高度关注的。幸运的是，确保转型的医生诊所与患者挑选的诊所之间有足够的交集。

未来的处方

表 9.3　为特殊患者选择医生时应考虑的重要问题

患者类型	问　题
所有患者	是否具有供医生参考应对常规病症的标准化路径或方案？例如： 对于儿童：耳部感染、哮喘、上呼吸道感染； 对于成年人：高血压、高胆固醇、哮喘或血液稀释。
适用于慢病患者，如充血性心力衰竭、糖尿病或肺气肿	是否具有慢病医疗协调员帮助管理慢病患者？
适用于缺少社会支持的低收入患者	是否有社区卫生工作者帮助需要更多社会服务和社会参与的患者？

此处提出的问题简单、直接，它们是患者或其亲属识别好诊所的最佳方式（表9.2和表9.3）。它们当然要比看那些徒有其表的杂志更靠谱。这些杂志的榜单靠医生口碑，并不关注医生是否能够提供优质的医疗服务。这里的问题清单并不能穷尽到足以让你找到最完美的医生，但我相信它们是成功的第一步。如果哈里斯女士一开始就具备这些工具，也许就不会像现在这样被诸多各行其是的医疗组织包围了。美国的医疗服务体系正在转型之中——这是好事——但距离通过转型确保全体美国人都获得质优价廉的医疗还需要数年。在此之前，我希望本书可以帮助引导患者穿越变革中的医疗服务体系，让他们得以获得我们所有人都应该获得的高价值医疗。

致　谢

　　坦白讲,我说不上来是如何开始写这本书的。最让我难忘的是,我的哈佛医学院同学和同事,现就职于耶鲁大学的朋友哈伦·克鲁姆霍兹给了我很多启发。很多年以前,他建议去看看那些"积极的局外人"的医疗保健组织,可以学到很多东西。当时我不太相信,但这一概念一直萦绕在我的脑海中。然后我开始听说这些医疗组织中的"局外人"正在做伟大的变革性工作,将慢病患者脱离医院,改善医疗服务,同时降低成本。斯坦福的阿尼·米尔斯坦曾经对我说起过 CareMore,我还见到了当时在迪恩诊所工作的克雷格·萨米特,他告诉我他们的一些重要转型实践。当安迪·斯拉维特在 Optum 时,提到我应和韦斯特医疗的西蒙·施瓦茨谈谈。很快,一个写书的想法开始成形,内容是这些积极的局外人如何以其他医生诊所和医疗保健组织可以学习的方式改变医疗体系。我要特别感谢西蒙·施瓦茨,在 2016 年夏天,他的热情和洞察力感染了我,我意识到需要开始写作并推动整个转型的进程。在我们见面之后，我用笔写在纸上，或者更确切地说，用手指开始敲击电脑键盘。

如果没有所有医生、护士和管理人员以及我走访过的各个机构工作人员的大力帮助，这本书将无法进行研究和撰写。他们都花了很多时间与我交谈，描述他们的工作，纠正我对他们这些组织认识中的错误。我已经在致谢中列出了最重要的贡献者，并向我没有提及的人致歉。

我要感谢戴夫·约翰逊，他帮助确认了提供转型医疗服务的机构，陪我参观了很多地方，并对书稿提出了非常有用的建议。

除了戴夫之外，亨利·亚伦、鲍勃·科彻和伊丽莎·巴克莱还阅读了草稿中的许多章节，并提供了宝贵的建议，大大完善了文本，尽管付出了巨大的努力，但仍有缺陷，当然这并不是他们的责任。我的读者中最特别的是最严厉的批评家和最严厉的编辑——我的女儿娜塔莉娅·伊曼纽尔——她毫不吝惜地指正我的工作，她的尖锐评论和建议当然是更好的。

我的助手哈兰·罗森似乎有一些我并不知道的魔力，他在日程表上没有空闲时间的时候，抽出时间让我写信。实际上，他的调度能力在很大程度上促使了这本书的完成。

缪尔激励我完成写作和编辑工作，并确保我在办公室时，她会处理必要的工作。

我的文学经纪人，WME 的苏珊娜·格鲁克和詹妮弗·伦道夫·沃尔什总是给我一些关于这本书有益的建议，并帮助指导这本书完成。

PublicAffairs 出版社的克莱夫·普里德尔、苏珊·温伯格和杰米·莱弗现已帮助出版并推广了我的三本书，感谢他们出色的工作。他们总是提醒我要牢记读者和美国公众。除了富有洞察力的建议，精准的编辑以及出版商所做的其他一切之外，这些建议使这本书成为更好，更具吸引力的书。最重要的是我要感谢他们对我和我的工作的信任，他们愿意认可一本只写了一小部分的书。

我非常感谢安德鲁·斯坦梅茨、凯蒂·乔克利、艾米莉·古德布兰森、亚伦·格里克曼和在过去4年里担任研究助理的约翰·乌尔温。在很长一段时间以来，他们以各种方式提供帮助，对各个机构进行背景调查，指出深层次的问题，指出手稿中的错误。他们做了几乎所有必要的事情，使这本书得以完成。他们总是让我看起来更好，对他们的感谢我已无以言表。

鸣　谢

Advocate Health Care

Lee Sacks

Pankaj Patel

Jeannine Herbst

Dave Kemp

Dean Clinic

Allison Mooney

Mark Kaufman

Certify

Marc Potash

Quartet Health

David Wennberg

Marissa Bass

鸣 谢

Hoag Orthopedic Institute

Alan Beyer

James Caillouette

Robert Gorab

Aspire Health

Mckenzie

Brad Smith

Central Medical Clinic

Mike Nagoshi

VillageMD

Tim Barry

Clive Fields

Blue Cross Blue Shield of Massachusetts

Dana Gelb Safran

Aledade

Farzad Mostashari

Adam Beckman

The National Committee for Quality Assurance

Michael Barr

Margaret（Peggy）O'Kane

Kaiser Permanente Mid – Atlantic

Bernadette Loftus

Greg Buehler

Susan Fiorella

Group Health

Ira Segal

Scott Armstrong

The Penn Center for Community Health Workers

Shreya Kangovia

Jill Feldstein

Cheryl Garfield

Rio Grande Valley Accountable Care Organization（RGV ACO）

Jose Pena

Iora Health

Andrew Schutzbank

CareMore

Leeba Lessin

Sachin Jain

Sheldon Zinberg

WESTMED Medical Group

Simeon Schwartz

ChenMed

James Chen

Chris Chen

延伸阅读

第一章 我们愧对哈里斯女士

Dejonge, K. E., G. Taler, and P. A. Boling. "Independence at Home: Community-Based Care for Older Adults with Severe Chronic Illness." *Clinics in Geriatric Medicine* 25, no. 1 (February 2009): 155–69.

Esposito, L. "Defibrillator Insertion: Implant for Life." *US News & World Report*, November 26, 2014. http://health.usnews.com/health-news/patient-advice/articles/2014/11/26/defibrillator-insertion-implant-for-life.

Morrison, R. S., J. Dietrich, S. Ladwig et al. "Palliative Care Consultation Teams Cut Hospital Costs for Medicaid Beneficiaries." *Health Affairs* 30, No. 3 (March 2011): 454–63. doi: 10.1377/hlthaff.2010.0929.

Neuman, P., J. Cubanski, and A. Damico. "Medicare Per Capita Spending by Age and Service: New Data Highlights Oldest Beneficiaries." *Health Affairs* 34, No. 2 (February 2015): 335–39. doi: 10.1377/hlthaff.2014.1371.

Teno, J. M., P. L. Gozalo, J. P. W. Bynum et al. "Change in End-of-Life Care for Medicare Beneficiaries: Site of Death, Place of Care, and Health Care

Transitions in 2000, 2005, and 2009." *Journal of the American Medical Association* 309, no. 5 (February 2013): 470–77. doi: 10.1001/jama.2012.207624.

第二章 变革的动因

American Hospital Associations. "Medicare's Bundled Payment Initiatives: Considerations for Providers." January 19, 2016. www.aha.org/content/16/iss brief-bundledpmt.pdf.

Emanuel, E. J. "How Well is the Affordable Care Act Doing? Reasons for Optimism." *Journal of the American Medical Association* 315, No. 13 (April 2016): 1331-32. http://jamanetwork.com/journals/jama/fullarticle/2499847.

Emanuel, E. J. *Reinventing American Health Care.* New York: Public Affairs, 2014.

Emanuel, E. J., and R. Kocher. "Republican Criticisms of Obamacare Are Extremely Misleading." *Vox*, October 19, 2016. www.vox.com/the–big–idea/2016/10/19/13331498/republican–criticisms–obamacare–misleading.

Emanuel, E. J., and R. Kocher. "Yes, Obama Care Needs Tweaks—But It's Beena Policy Triumph." *Vox*, October 7, 2016. www.vox.com/the-big-idea/2016/10/7/13192640/obamacare–exchanges–insurance–healthcare–fix.

Emanuel, E. J., and T. Spiro. "The Affordable Care Act Is Not in Crisis—But It Could Be Better." *Washington Post*, August 22, 2016. www.washingtonpost.com/news/in–theory/wp/2016/08/22/the–affordable–care–act–is–not–in–crisis–but–it–could–be–better/?utm_term=.c668b4f6cceb.

Lewin Group. "CMS Bundled Payments for Care Improvement Initiative Models 2–4: Year 2 Evaluation and Monitoring Annual Report." 2016. https://innovation.cms.gov/files/reports/bpci–models2–4–yr2evalrpt.pdf.

Skinner, J., and A. Chandra. "The Past and Future of the Affordable Care Act." *Journal of the American Medical Association* 316, no 5 (August 2016): 497. http://jamanetwork.com/journals/jama/fullarticle/2533697.

Zuckerman, R. B., S. H. Sheingold, E. J. Orav et al. "Readmissions, Observation, and the Hospital Readmissions Reduction Program." *NEJM* 374, oo. 16 (April 2016). www.nejm.org/doi/full/10.1056/NEJMsa1513024?source=acsh.org#t=article.

第三章 转型的6个基本要素

"2017 Star Ratings." CMS. www.cms.gov/newsroom/mediareleasedatabase/fact-sheets/2016-fact-sheets-items/2016-10-12.html.

Britnell, M. "Transforming Health Care Takes Continuity and Consistency." *Harvard Business Review*, December 28, 2015. https://hbr.org/2015/12/transforming-health-care-takes-continuity-and-consistency.

Jha, A., and A. Epstein. "Hospital Governance and the Quality of Care." *Health Affairs* 29, No. 1 (January 2010): 182-87. http://content.healthaffairs.org/content/29/1/182.short.

Murdoch, T. B. And A. S. Detsky. "The Inevitable Application of Big Data to Health Care." *Journal of the American Medical Association* 309, no. 13 (2013): 1351. http://jamanetwork.com/journals/jama/fullarticle/1674245.

Porter, M. E. "What Is Value in Health Care?" *New England Journal of Medicine*, December 23, 2010. www.nejm.org/doi/full/10.1056/nejmp1011024#t=article.

Suter, E., N. D. Oelke, C. E. Adair et al. "Ten Key Principles for Successful Health Systems Integration." *Healthcare Quarterly* 13 (2009): 16-23. www.ncbi.

nlm. nih. gov/pmc/articles/PMC3004930.

第四章　12 项转型实践之医生诊室基础设施转型

患者预约

Committee on Optimizing Scheduling in Health Care, Institute Of Medicine, G. S. Kaplan et al. , eds. "Transforming Health Care Scheduling and Access: Getting to Now. " Washington, DC: National Academies Press. August 24, 2015. www. ncbi. nlm. nih. gov/books/nbk316141.

Kaplan, G. S. "Health Care Scheduling and Access Report From the IOM. " *Journal of the American Medical Association* 314, No. 14 (October 2015): 1449 – 50. doi: 10. 1001/ jama. 2015. 9431.

Mehrotra, A. , L. Keehl – Markowitz, and J. Z. Ayanian. " Implementation of Open Access Scheduling in Primary Care: A Cautionary Tale. " *Annals of Internal Medicine* 148, no. 12 (2008): 915 – 22.

度量医生绩效

Cassel, C. K. , and S. H. Jain. " Assessing Individual Physician Performance: Does Measurement Suppress Motivation?" *Journal of the American Medical Association* 307, No. 24 (2012): 2595 – 96. http: //jamanetwork. com/journals/jama/full article/1199161.

Higgins, A. , G. Veselovskiy, and L. Mckown. " Provider Performance Measures in Private and Public Programs: Achieving Meaningful Alignment with Flexibility to Innovate. " *Health Affairs* 32, No. 8 (August 2013): 1453 – 61. http: //content. healthaffairs. org/content/32/8/1453. full.

Provonost, P. J. , and R. Lilford. " A Road Map for Improving the Performance of Performance Measurement. " *Health Affairs* 30, no. 4 (April 2011): 569 –

73. http：// content. healthaffairs. org/content/30/4/569. full.

Roski, J., and M. Mcclellan. "Measuring Health Care Performance Now, Not Tomorrow: Essential Steps to Support Effective Health Reform." *Health Affairs* 30, No. 4 (April 2011): 682 – 89. http：//content. healthaffairs. org/content/30/4/682. full.

患者医疗流程标准化

Porter, M. E., S. Larsson, and T. H. Lee. "Standardizing Patient Outcomes Measurement." *New England Journal of Medicine* 374, No. 6 (February 2016): 504 – 6. doi：10. 1056/nejmp1511701.

慢病协同管理

Aronson, L., C. A. Bautista, and K. Covinsky. "Medicare and Care Coordination: Expanding the Clinician's Toolbox." *Journal Of the American Medical Association* 313, No. 8 (February 2015): 797 – 98. doi：10. 1001/jama. 2014. 18174.

Bodenheimer, T., E. Chen, and H. D. Bennett. "Confronting the Growing Burden Of Chronic Disease: Can the U. S. Health Care Workforce Do the Job?" *Health Affairs* 28, No. 1 (2009): 64 – 74. doi：10. 1377/hlthaff. 28. 1. 64.

Wiley, J. A., D. R. Rittenhouse, S. M. Shortell et al. "Managing Chronic Illness: Physician Practices Increased the Use of Care Management and Medical Home Processes." *Health Affairs* 34, No. 1 (May 2015): 78 – 86. doi：10. 1377/hlthaff. 2014. 0404.

第五章　12 项转型实践之转型医疗保健组织之间的互动

共享决策

Arterburn, D., D. R. Flum, E. O. Westbrook et al. "A Population – Based, Shared Decision – Making Approach to Recruit for a Randomized Trial of Bariatrics

未来的处方

Surgery Versus Lifestyle for Type 2 Diabetes." *Surgery for Obesity and Related Diseases* 9, No. 6 (November – December 2013): 837 – 44. doi: 10.1016/j.soard.2013.05.006.

Arterburn, D., R. Wellman, E. Westbrook et al. "Introducing Decision Aids at Group Health Was Linked to Sharply Lower Hip and Knee Surgery Rates and Costs." *Health Affairs* 31, No. 9 (September 2012): 2094 – 2104. doi: 10.1377/hlthaff.2011.0686.

Gillick, M. R. "Guiding The Guardians and Other Participants in Shared Decision Making." *Journal of the American Medical Association* 175, no. 10 (January 2015): 1691. http://jamanetwork.com/journals/jamainternalmedicine/fullarticle/2426424.

Hoffman, T. C., V. M. Montori, and C. Del Mar. "The Connection Between Evidence – Based Medicine and Shared Decision Making." *Journal of the American Medical Association* 312, No. 13 (October 2014): 1295 – 96. http://jamanetwork.com/journals/jama/fullarticle/1910118.

Kupperman, M., and G. F. Sawaya. "Shared Decision – Making: Easy to Evoke, Challenging to Implement." *Journal of the American Medical Association Internal Medicine* 175, No. 2 (February 2015): 167 – 68. http://jamanetwork.com/journals/jamainternalmedicine/fullarticle/1936575.

Lee, E. O., and E. J. Emanuel. "Shared Decision Making to Improve Care and Reduce Costs." *New England Journal of Medicine* 368, No. 1 (January 2013): 6 – 8. doi: 10.1056/nejmp1209500.

服务点——转诊与卓越中心

Barnett, M. L., Z. Song, and B. E. Landon. "Trends in Physician Referrals in The United States, 1999 – 2009." *Archives of Internal Medicine* 172, No. 2

(January 2012): 163 – 170. doi: 10. 1001/archinternmed. 2011. 722.

Mostashari, F., and T. Broome. "The Opportunities and Challenges of the MSSP ACO Program: A Report from the Field." *American Journal of Managed Care* 22, No. 9 (September 2016): 564 – 68.

医疗服务去机构化

Cryer, L., S. B. Shannon, M. Van Amsterdam et al. "Costs for 'Hospital at Home' Patients Were 19 Percent Lower, with Equal or Better Outcomes Compared to Similar Patients." *Health Affairs* 31, no. 6 (June 2012): 1237 – 43. http://content. healthaffairs. org/content/31/6/1237. abstract.

Kinosian, B., G. Taler, P. Boling et al. "Projected Savings and Workforce Transformation from Converting Independence at Home to a Medicare Benefit." *Journal of the American Geriatrics Society* 64, No. 8 (August 2016): 1531 – 36. doi: 10. 1111/ jgs. 14176.

Leff, B. "Why I Believe in Hospital at Home." *New England Journal of Medicine Catalyst*, February 5, 2016. http://catalyst. nejm. org/why – i – believe – in – hospital – at – home.

Marchica, J. "Reinventing Home Health." *Health Affairs Blog*. August 11, 2015. http:// healthaffairs. org/blog/2015/08/11/reinventing – home – health.

第六章　12项转型实践之拓展医疗的范围

行为健康干预

Gilbody, S., P. Bower, J. Fletcher et al. "Collaborative Care for Depression: A Cumulative Meta – analysis and Review Of Longer – Term Outcomes." *Archives Of Internal Medicine* 166, No. 21 (November 2006): 2314 – 21. doi: 10. 1001/ archinte. 166. 21. 2314.

Katon, W. J., E. H. Lin, M. V. Korff et al. "Collaborative Care for Patients with Depression and Chronic Illnesses." *New England Journal of Medicine* 363, no. 27 (December 2010): 2611 – 20. doi: 10. 1056/nejmoa1003955.

Katon, W. J., M. Von Korff, E. H. B. Lin et al. "The Pathways Study: A Randomized Trial of Collaborative Care in Patients with Diabetes and Depression." *Archives of General Psychiatry* 61, No. 10 (2004): 1042 – 49. doi: 10. 1001/archpsyc. 61. 10. 1042.

Simon, G. E., W. J. Katon, M. Vonkorff, et al. "Cost – Effectiveness of a Collaborative Care Program for Primary Care Patients with Persistent Depression." *American Journal of Psychiatry* 158, No. 10 (October 2001): 1638 – 44. doi: 10. 1176/appi. ajp. 158. 10. 1638.

家与姑息治疗

Kamal, A. H., K. L. Harrison, M. Bakitas et al. "Improving the Quality of Palliative Care Throughout National and Regional Collaboration Efforts." *Cancer Control* 22, no. 4 (October 2015): 396 – 402. https://moffitt. org/media/4654/396. pdf.

社区介入

Kangovi, S., N. Mitra, D. Grande et al. "Patient – Centered Community Health Worker Intervention to Improve Posthospital Outcomes: A Randomized Clinical Trial." *Journal of the American Medical Association Internal Medicine* 174, No. 4 (2014): 535 – 45. www. ncbi. nlm. nih. gov/pubmed/24515422.

第七章 虚拟医疗是障眼法？

Beck, M. "How Telemedicine Is Transforming Health Care." *Wall Street Journ – al*, June 26, 2016. www. wsj. com/articles/how – telemedicine – is – transforming – health – care – 1466993402.

Finkelstein, E. A., B. A. Haaland, M. Bilger et al. "Effectiveness of Activity Trackers with and Without Incentives to Increase Physical Activity (TRIPPA): A Randomised Controlled Trial." *Lancet Diabetes and Endocrinology* 4, No. 12 (December 2016): 983–95.

Grabowsky, D. C., and A. J. O'Malley. "Use of Telemedicine Can Reduce Hospitalizations of Nursing Home Residents and Generate Savings for Medicare." *Health Affairs* 33, No. 2 (February 2013): 244–50. http://content.healthaffairs.org/content/33/2/244.abstract.

Greene, J. A. "Do – It – Yourself Medical Devices: Technology and Empowerment in American Health Care." *New England Journal of Medicine* 374, No. 4 (January 2016): 305–8. www.nejm.org/doi/full/10.1056/nejmp1511363?af=r&rss=current issue#t=article.

Kahn, J. M. "Virtual Visits—Confronting the Challenges of Telemedicine." *New England Journal of Medicine* 372, No. 18 (January 2015): 1684–85. www.nejm.org/doi/full/10.1056/nejmp1500533.

Kvedar, J., M. J. Coye, and W. Everett. "Connected Health: A Review of Technologies and Strategies to Improve Patient Care with Telemedicine and Telehealth." *Health Affairs* 33, No 2 (February 2014): 194–99. http://content.healthaffairs.org/content/33/2/194.abstract.

Mehrotra, A., A. B. Jena, A. B. Busch et al. "Utilization of Telemedicine Among Rural Medicare Beneficiaries." *Journal of the American Medical Association* 315, No. 18 (May 2016): 2015–16. doi: 10.1001/jama.2016.2186.

Obermeyer, Z., and E. J. Emanuel. "Predicting the Future—Big Data, Machine Learning, and Clinical Medicine." *New England Journal of Medicine* 375, No. 13 (September 2016): 1216–19. doi: 10.1056/nejmp1606181.

Ong, M. K., P. S. Romano, S. Edgington et al. "Effectiveness of Remote Patient Monitoring After Discharge of Hospitalized Patients with Heart Failure: The Better Effectiveness After Transition – Heart Failure (BEAT – HF): Randomized Clinical Trial." *Journal of the American Medical Association Internal Medicine* 176, No. 3 (March 2016): 310 – 18. doi: 10. 1001/jamainternmed. 2015. 7712.

Patel, M. S., D. A. Asch, and K. G. Volpp. "Wearable Devices as Facilitators, Not Drivers, of Health Behavior Change." *Journal of the American Medical Association* 313, No. 5 (February 2015): 459 – 60.

Topol, E. J. *The Creative Destruction of Medicine: How the Digital Revolution Will Create Better Health Care.* New York: Basic Books, 2013.

第八章 医疗转型可以复制吗?

Collins, J. C. *Good to Great: Why Some Companies Make the Leap. . . And Others Don't.* New York: Harper Business, 2001.

Goldsmith, J., and L. Burns. "Fail to Scale: Why Great Ideas in Health Care Don't Thrive Everywhere." *Health Affairs Blog*, September 29, 2016. http://health affairs. org/blog/2016/09/29/fail – to – scale – why – great – ideas – in – health – care – dont – thrive – everywhere.

Kotter, J. P. *Leading Change.* Boston: Harvard Business School Press, 1996.

Kotter, J. P. "Leading Change: Why Transformation Efforts Fail." *Harvard Business Review* (January 2007). doi: 10. 1109/emr. 2009. 5235501.

Richard M. J., and M. B. Bohmer. "The Hard Work of Health Care Transformation." *New England Journal of Medicine* 375, No. 8 (August 2016): 709 – 11. www. nejm. org/doi/full/10. 1056/nejmp1606458#t = article.